H. C. Rosenblatt

Worum es geht

Autismus, Trauma und Gewalt

1. Auflage 2023

ISBN 978-3-96042-158-0

info@edition-assemblage.de | www. edition-assemblage.de

Lektorat: Ingrid Kubitzki | Jochen Müter

Übersetzung des Vorwortes aus dem Englischen: Lydia Kray, Teddy und Luise (**Danke!**)

Cover und Grafiken: H. C. Rosenblatt

Satz: H.C. Rosenblatt

Druck: Interpress | printed in Hungary 2023

H. C. Rosenblatt

Worum es geht

Autismus, Trauma und Gewalt

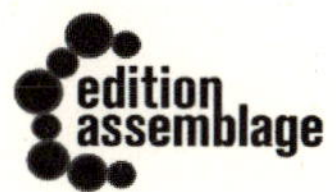

Inhalt

die Danksagung 6
das Vorwort von Romy Graichen 7
das zweite Vorwort 11
die Einleitung 14

das Miss_Verstehen 21
das Selbst_Verständnis 24
die Sprache, die Welt 29
die Selbstverletzung 35

Hilfe als Gewalt 38
die Ausnahmezustände 40
die Suizidalität 49
die Todesangst 52
die psychische Krankheit 54

die Kontrolle 55
die Studien 59
Alle finden schlimm, was mir passiert. 63
die Einsicht 66

die Geschlechtsidentität 70
der Ableismus 73
die Systemtheorie und die Logik der Gewalt 74

die Traumatherapie 76
die „in den Autismus gefoltert“-Erzählung 84
die Komplexitätsreduktion 88
die Akzeptanz 92
die Maske 97
die Ursachen 105
die Diagnosen-Debatte 111

das „double empathy“-Problem 119
die Gewaltgesellschaft 124
die Ausleitung 127

das, was ich noch sagen will 130

Endnoten 132

die Danksagung

Wie mein erstes Buch „aufgeschrieben“ ist auch dieses „für alle“. Doch zu verdanken habe ich es Polly Samuel, dem Begleitermenschen und meiner Therapeutin, ohne deren Arbeit ich nicht an den Punkt des eigenen Begreifens gekommen wäre, um das hier aufschreiben zu können.

Besonderer Dank geht an Dr. Nils Köbel und Patrick Breitenbach, die mir mit ihrem Podcast „Soziopod“ die Welt der Soziologie zugänglich gemacht haben und Horst Steiner, ohne dessen langjähriges Stipendium ich im Leben nicht an all die Lektüre gekommen wäre, die ich für dieses Buch brauchte.

Meinem Partner, meinen Kollektivkolleg_innen und Freund_innen danke ich vor allem dafür, dass sie mich durch die Zeit des Forschens, des Fragens und Zweifelns, des Über_Denkens und Aufschreibens begleitet haben. Allein hätte ich vielleicht doch Angst bekommen.

das Vorwort von Romy Graichen

Ich bin eine vielfältig neurodiverse Traumatherapeutin und biete Psychotherapie und klinische Supervision für überwiegend neurodiverse Therapeut*innen, Berater*innen und Psychotherapeut*innen an. Außerdem bin ich Ausbilderin in einem Psychotherapieprogramm, das sich affirmativ mit Neurodiversität auseinandersetzt (Spezialist*innendiplom in neurodiversitätsinformierter Psychotherapie).

Als Hannah mich baten, dieses Buch zu lesen, war ich begeistert. Denn ich bin selbst nicht nur eine autistische Therapeutin, sondern auch autistische Klientin, die vielseitige Erfahrungen mit Therapien gemacht hat - mit solchen, die nicht hilfreich waren und mit solchen, die es sind.

Das Konzept der Neurodiversität hat uns viele neue Möglichkeiten eröffnet, unsere Sichtweisen zu korrigieren und zu erneuern – und zwar auf der Basis gelebter Erfahrungsberichte. Meine Hoffnung ist, dass dieses Buch dazu beiträgt, bestehende Vorstellungen über Autismus und Dissoziative Identitässtruktur (DIS) zu aktualisieren. Viele Helfer*innen entdecken als Erwachsene, dass sie selbst neurodivergent sind – so wie ich selbst auch. Wir wurden und werden mit der Falschheit von Behandlungsansätzen konfrontiert, die darauf abzielen, Verhalten zu ändern und Leute „weniger autistisch" wirken zu lassen. Das heißt vor allem: angepasster an die neurotypische Mehrheit. Heute wissen wir, dass diese Behandlungsmethoden schädlich und traumatisierend sind und mit erhöhten Suizidraten korrelieren. Wir wissen auch viel mehr über die Gewalt, die autistischen Klient*innen/Patient*innen, wenn auch mitunter in wohlmeinender Absicht, angetan wurde und wird.

Hannah haben selbst Traumatherapie gemacht und schreiben klarsichtig und eloquent über die eigenen Erfahrungen. Sie schreiben keine Biografie, sondern haben eine Sammlung erstellt, in der ihre Erfahrungen mit dem Hilfesystem und ihre Arbeit, diese zu verstehen, nach wesentlichen Themen geordnet sind. Hannah helfen uns so, Erfahrungen zu verstehen, die im Innen und Außen unterschiedlich wahrgenommen werden können. Eine sensorische Reizüberflutung, die einen Zusammenbruch oder ein Herunterfahren des

Systems im Hier und Jetzt auslösen kann, und ein Flashback, der eine Kampf-Flucht-Erstarrung-Reaktion auslöst, können von außen gleich aussehen und sich von innen gleich anfühlen oder auch nicht - jedoch sind sie eindeutig verschieden. Manchmal reichen Worte nicht aus, um innere Erfahrungen zu vermitteln, manchmal sind sie nicht genug, damit die Helfer*innen verstehen und die Klient*innen sich verstanden fühlen.

Die Beschäftigung mit diesem Buch kann unseren Horizont erweitern, was das Wissen und Verständnis sowohl von DIS als auch von Autismus betrifft und dazu beitragen, Perspektiven zu aktualisieren. Die von Hannah wunderschön illustrierte Darstellung ihres Innenlebens und der Funktionsweise von Autismus und DIS erklärt, was helfen könnte und was nicht geholfen hat. Es zeigt, warum Hannah verfehlt wurden und wie sie in der Lage waren, dennoch eine Balance zu finden und Verbindungen zu sich selbst und anderen herzustellen. Für diejenigen, deren Ziel und Wunsch es ist, empowernd und wertschätzend mit Neurodiversität umzugehen, ist dieses Buch ein Muss! Neurodiversität wird durch den einzigartigen Einblick, den Hannah in ihre gelebte Erfahrung mit Autismus und DIS geben, klar und einleuchtend beschrieben. So gibt das Buch auch Werkzeuge an die Hand, Klient*innen/Patient*innen besser zu unterstützen. Hannahs Buch ist eine Einladung, anders zu denken: Es lädt ein, einen Dialog darüber zu beginnen, wie wir verletzt werden und uns gegenseitig verletzen, auch weil die Systeme, in denen wir tätig sind, Strukturen der Fremdbestimmung, Ver_anderung und Unterdrückung schaffen. Hannah erzählen, wie die Neurodiversitätsbewegung ihnen half, eine Vielzahl von Themen freizulegen, die mit Autismus in Verbindung stehen. Sie verknüpfen zum Beispiel Mechanismen der De_Maskierung und Empathie mit einem vom Systemtheoretiker Niklas Luhmann inspirierten systemischen Denken. Dieses Buch ist eine Einladung, unsere Positionen von Macht und Ohnmacht, von Ausgrenzung und Ausgegrenztsein und vor allem von Sicherheit und Angst (vor dem Tod) zu überdenken.

Was ich an diesem Buch so schätze, ist Hannahs systemische Perspektive, die uns daran erinnert, dass wir alle Teil eines traumatisierenden Systems sind, sei es als Person, die Hilfe gibt, oder als eine, die (keine) Hilfe bekommt und deren Verschiedensein als etwas wahrgenommen wird, das geändert und angeglichen werden muss.

Hannahs Perspektive bleibt frei von Urteil oder Schuldzuweisung, sie beschreiben stattdessen mit einer gewissen Sachlichkeit, was ist.

In den letzten Jahren haben wir aus den gelebten Erfahrungen der autistischen Community viel über Autismus gelernt. Der Slogan „nothing about us without us" („nichts über uns ohne uns") entstand aus dem Bedürfnis heraus, als neurodiverse Person verstanden zu werden. Das heißt nicht länger von neurotypischen Kliniker*innen und Forscher*innen fremdbestimmt und verandert zu werden.

Hannahs Erzählungen über die eigenen Prozesse und Erfahrungen ermöglichen es uns, Hannahs Selbstverständnis und Blick auf die eigenen Systeme nachzuvollziehen und in die Arbeit mit Klient*innen einzubeziehen. Und sie ermöglichen es, den Prozessen und inneren Vorgängen und Funktionsweisen unserer Klient*innen mit Neugier zu begegnen.

Dieses Buch erzählt von Dynamiken zwischen Helfer*innen und Hannah als Klient_in – Dynamiken, die Hannah weiter traumatisierten. Es sind Perspektiven, die unser Zuhören erfordern. Sie erfordern unser Verständnis und Verstehen. Damit wir unsere eigenen inneren Vorgänge und Dynamiken begreifen und verstehen inwiefern manches, das wir als therapeutisches Handeln gelernt haben, gar nicht therapeutisch, gar nicht heilsam ist. Sodass wir besser darin werden, zu helfen. Hannahs Einsichten sind ein Geschenk an alle Praktiker*innen, das uns ermöglicht, bessere Kliniker*innen zu werden, inklusiver zu arbeiten und vor allem, zu verstehen und verstanden zu werden.

Die Fragen, die im Vordergrund stehen sind: Was ist Heilung? Ist das, was ich als Helfer*in in die Therapie mitbringe, heilend? Ist es hilfreich? Ist es genug?

Im Buch wird mit großer Klarheit beschrieben, warum so viele der eigenen Erfahrungen, die vermeintlich im Rahmen von Heilung oder Schutz stattgefunden haben, nicht heilsam waren. Hannah zeigen anhand der eigenen Geschichte wichtige Ansichten, Einsichten und Erkenntnisse auf, die uns helfen, zu verstehen und infolge bessere klinische Entscheidungen treffen zu können, um Klient*innen zu helfen.

Es war für mich zutiefst bedeutsam und berührend, zu lesen, wie die Systeme, in denen wir leben, Gewalt und Trauma erzeugen und wie wir dies unbewusst fortsetzen und wiederholen. Dies ist eine Einladung zu einer ehrlichen Auseinandersetzung mit der eigenen Praxis, dem eigenen Denken und sich selbst. Ich hoffe, dass dieses Buch alle Leser*innen anregt, mehr wissen zu wollen und dazu, schwierige und ehrliche Gespräche mit Kolleg*innen, Klient*innen und vor allem mit sich selbst zu führen. Es war mir ein großes Privileg, Hannahs Berichte über deren innere und äußere Welt und Erfahrungen lesen zu dürfen und nachzuvollziehen, wie sie durch Traumabehandlung, Viele_Sein und Autismus navigieren.

Romy Graichen, Manchester, Großbritannien, 2023

das zweite Vorwort

Mit ihrem TED-Talk „Three ideas. Three contradictions. Or not“[1] hat Hannah Gatsby mir ein Framework aufgezeigt, mit dem ich dieses Buch bevorworten möchte.

Wie sie möchte ich mich vorstellen — Hallo, ich bin Hannah — doch wie sie kann ich nicht weitermachen. Ich bin nicht witzig, mein Klarname ist nicht einmal Hannah.

Eine Familie habe ich nicht mehr, seit ich 21 bin und das ist so gut wie schlecht. Gut, weil ich nicht mehr misshandelt werde, seit ich ein vereinzelter Spross auf einer Wiese, weit entfernt vom Standort meines Familienstammbaums, bin. Schlecht, weil das nur in meiner Wahrnehmung so ist, aber nicht in der bürokratischen Landschaft, zu der meine Wiese gehört.

Ich wurde über 21 Jahre hinweg misshandelt und zum Opfer sexualisierter Ausbeutung gemacht. Über ein Drittel dieser Zeit hätte man diese Gewalt an mir verhindern können — wenn man denn gekonnt hätte.

Gewalt, das ist bekannt, hat viel mit Schweigen zu tun. Mit Wortlosigkeit. Dass Gewalt in der Hinsicht auch viel mit Normalität gemein hat, das fasziniert mich enorm.

Denn im Verlauf des Lebens in chronisch traumatisierender Gewalt wurde ich unnormal. Psychisch krank. Eine komplex traumatisierte Person mit dissoziativer Identitätsstruktur. Dafür gibt es viele Worte. Diagnosen. Be_Handlungsleitlinien. Diskussionen um Legitimation, Professionalität, sozialen Status und daraus abzuleitende Ansprüche. Worte für meine Normalität mit DIS hingegen gab es nicht. Also habe ich angefangen sie aufzuschreiben.

Ich, die_r bis heute unfassbare Ängste in Bezug auf die eigene Sichtbarkeit hat. Die_r so viel Zeit darauf verbringt, sich genau zu überlegen, was sie_r wie wann wem sagt oder nicht — was wie warum von sich offenbart oder nicht, weil sie_r so tief verinnerlicht hat, dass jedes sichtbare Stück von ihm_ihr dazu benutzt werden würde, ihm_ihr Schmerzen zuzufügen.

Ich, die_r sich mit Namens- und Wohnortänderungen anonymisiert hat, obwohl völlig klar ist, dass Datenwutdeutschland so etwas praktisch gar nicht zulässt.

Doch während ich hier sitze – im schönen tiny Einsiedel m.einer Freundin, das kaum vom Lärm der modernen Zivilisation berührt wird – und ein Buch schreibe, das von hunderten fremden Menschen gelesen wird und komplett um mich, mein Er_Leben und meine Gedanken geht, habe ich keine Angst. Nicht einen Funken.

Denn das Schreiben verbindet mich mit mir selbst. Das geschriebene Wort macht mich ganz, in all meinen Fragmenten. Während die Gewalt mich immer wieder abtrennt. In Wort und Tat. Und zwar jeden Tag. Weil sie so normal ist.

Ganz banal. Ganz unbemerkt.

Weil sie so normal ist.

Mit 29 begann ich eine aktive Forschungsarbeit um meine Normalität. Ich fragte mich, warum für mich normal war, in bestimmten Alltagssituationen zu verstummen, obwohl ich nicht in einem Traumawiedererleben war. Warum ich in der gleichen sozialen Normalität wie als Kind und Jugendliche_r lebte, nämlich die ohne „immer da"- Freund_innen, aber voller parasozialer Kontakte via Internet und Literatur, Natur und Tierwelt. Warum ich meine Therapeutin nicht verstand, obwohl sie sich so um den Kontakt zu mir bemühte.

Mit 30 wurde ich als autistisch diagnostiziert. Mein Normal, um ein weiteres Unnormal erweitert.

In der Auseinandersetzung um Autismus und Trauma geriet ich immer wieder in Erkenntnisschleifen der Gewalt. Immer wieder, als würde ich mir mit einer Antwort in den Schwanz einer Frage beißen, die nicht zu stellen einfach unmöglich ist.

Hannah Gatsby fragt in ihrem Talk immer wieder: „What's the purpose of my life? Was ist der Sinn meines Lebens?"

Ich fragte mich immer wieder: „Worum geht es hier? Was ist die Bedeutung dessen, was ich erlebe?"

Was ist die Bedeutung meiner Traumadiagnose, wenn niemand außer einer ganz spezifischen Gruppe — einer Gruppe, die überwiegend aus Menschen besteht, die nicht mit dieser Diagnose leben und daher insgesamt nur sehr wenig von dem Normal der Diagnostizierten erleben! — sie überhaupt versteht und fundiert über mögliche Heilbehandlungen sprechen kann?

Worum geht es bei der Notwendigkeit einer Diagnose zur Anerkennung der Notwendigkeit einer Traumatherapie? Worum geht es bei meiner Traumatherapie, wenn nicht um meine Normalisierung? Und in Bezug worauf genau eigentlich?

Worum geht es bei meiner Heilung? Was bedeutet meine Heilung, wenn doch aber meine DIS eigentlich ein bio.logisches Glanzstück der Anpassung an lebensfeindliche Kontexte ist?

Welche Bedeutung hat mein Überleben extremer Gewalt, wenn ich danach 16 Jahre in Hartz IV festklebe, weil mich niemand zur Arbeit befähigen und in einem Beruf ausbilden will?

Welche Bedeutung hat mein so umfassender Ausschluss aus dieser Gesellschaft? Warum will mich niemand dabei haben? Als nicht binäre Person. Als armer Mensch. Als behinderter Mensch. Als Mensch, der zum Opfer wurde.

Worum es geht, das habe ich nun also hier aufgeschrieben. Was es bedeutet, das wird hoffentlich während der Lektüre klar.

Was es bewirken soll ist Verständnis. Verbindung. Kontakt.

Normalisierung von unnormalisiertem Leben und Bewortung von Gewalt dagegen.

Dass das nicht klappt, denke ich schon jetzt mit. Aber nach all den Widersprüchen in meinem Leben — warum es nicht trotzdem versuchen?

Für mich ist das normal.

die Einleitung

Bei den meisten Menschen greifen alle Funktionen zur Sicherung des Über_Lebens stabil ineinander. Es entsteht ein Funktionssystem.

ein vollständig integriertes Funktionssystem

Aus einem gut verbundenen Funktionssystem entstehen Kraft, Fähig- und Fertigkeiten zum Selbsterhalt und Motivation zur Befriedigung aller Bedürfnisse in Kongruenz mit sich selbst und der (sozialen) Umwelt. Das daraus entstehende Kongruenzgefühl, diese Gleichheit – diese Identität – kennen die meisten Menschen als „Ich“ bzw. „sich selbst“.

So ein Funktionssystem kann von den meisten Menschen sehr gut auf die jeweiligen Anforderungen angepasst werden. Denn auch um den einzelnen Menschen herum gibt es meistens Menschen, deren Funktionssystem kompatibel ist. So kann man einander gut helfen oder ergänzen, wenn die Anforderungen der Anpassung sehr hoch oder auch zu hoch sind.

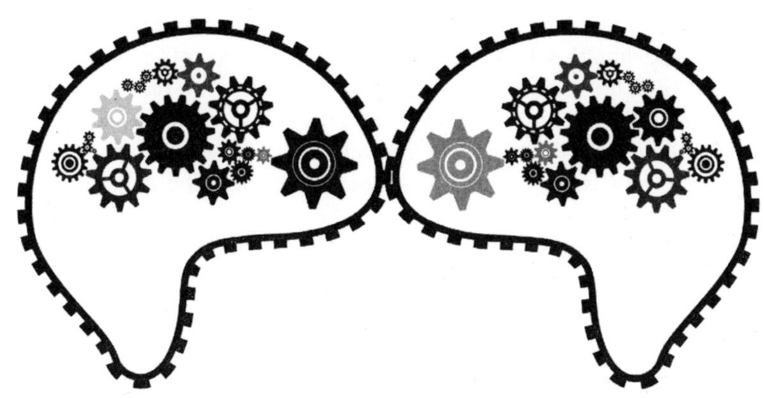

zwei neuronormalisierte Menschen, deren Systeme kompatibel sind

Manche Menschen werden über lange Zeit überfordernden Ansprüchen an ihre Möglichkeiten der Anpassung ausgesetzt und erfahren keine oder nicht genug Unterstützung von anderen Menschen dabei. Es entsteht chronisch anhaltender Stress auf schädlichem (toxischem) Niveau.

Das führt zu spezifischer Anpassung durch Komplexitätsreduktion.

Statt einem großen System, das indirekt und breit gestreut auf die Funktionen und Ressourcen unterschiedlicher Bereiche zurückgreift, entwickeln sich kleinere konkrete Funktionssysteme.

ausschließlich für körperliche Bedürfnisse

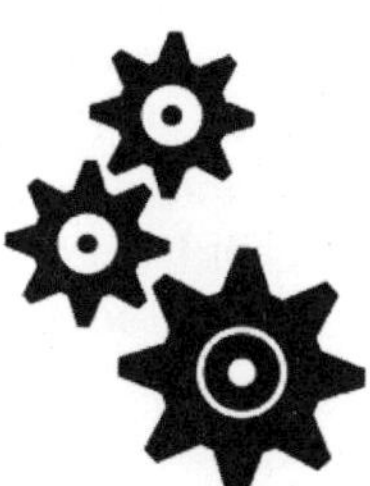

ausschließlich für Sicherheitsbedürfnisse

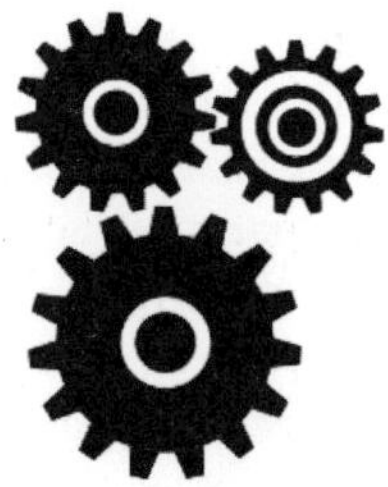

ausschließlich für soziale Bedürfnisse

Komplexitätsreduzierte Systeme funktionieren schnell, da ihr Funktionsumfang sehr limitiert ist. Dadurch sind sind sie sehr effizient, allerdings ausschließlich im Rahmen ihres Systems. Das macht sie für eine vielfältig angesprochene Gesamtorganisation wie einen Körper, der jeden Tag sehr viele geistige, soziale und körperliche Funktionen erfüllt, anbahnt, erfordert, sehr energieaufwendig, wenn sie nicht miteinander verbunden (assoziiert) sind und ihre Funktionen ergänzen.

Man kann es sich denken, wie mit einem Garten. Baut man ausschließlich Tomaten an, braucht man nur bereitstellen, was Tomaten benötigen und das auch nur für den Zeitraum, in dem Tomaten überhaupt leben. Als Tomatengärtner_in, die_r immer nur mit Tomaten und nie etwas anderem gearbeitet hat, wird man ein Profi für Tomaten und kann jede Tomatenproblematik der Welt lösen. Aber wenn jemand mit einer Frage über Thujabüsche kommt, kann diese_r Tomatengärtner_in nicht helfen. Sie_r kann noch nicht einmal erfolgreich Thujabüsche im Garten haben, weil sie_r nicht den richtigen Boden, die richtigen Werkzeuge, das richtige Wissen über ihre Bedürfnisse hat.

In dieser Metapher sind die Tomaten die Funktion und die_r Tomatengärtner_in ein sogenannter „Operator". Das ist der Träger der Funktion, der mit anderen Operatoren aus anderen System in Kontakt gehen kann. Das ist in dem Beispiel die Person mit der Frage über Thujabüsche (weil seine Funktion der Anbau und die Pflege von Thujabüschen sind, um Thujabüsche anzubauen und zu pflegen).

In einer echten sozialen Situation zwischen zwei Gärtner_innen, die normalerweise nie etwas miteinander zu tun haben, kann es nur wenige Gründe für den Kontakt miteinander geben. Zum Beispiel das Wetter – ein System, dem beide ausgesetzt sind und das auf beide einwirkt. Verbinden sich die Gärtner_innen und arbeiten gemeinsam auf das Wetter angepasst, vermehren sich ihre Anbaumöglichkeiten und ihr Wissen. Außerdem verändern sie gemeinsam den Boden ihres Gartens. Vielleicht sogar so weit, dass sie beide sowohl Tomaten als auch Thujabüsche in ihrem Garten pflegen und über Profiwissen über beide Pflanzen haben können.

Gehen sie jedoch nicht in Kontakt, zum Beispiel, weil sie nie Zeit dafür finden oder weil es über ihre Kräfte und Lernkapazitäten geht, müssen sie sich allein mit der Anpassung an das Wetter abmühen. Und je mehr Kraft, je mehr Energie in diese Anpassung geht, desto größer ist auch das Interesse daran, die Pflanzen zu erhalten. So könnte sich die_r Tomatengärtner_in etwa ausschließlich von Tomaten ernähren wollen, jetzt, wo schon so viel Kraft in den Anbau ging. Das bedeutet aber auch, dass sie_r unter gar keinen Umständen jemals wieder etwas anderes anbauen kann. Denn sie_r braucht sie, um zu essen, um zu leben, um Tomaten anzubauen. Das Tomatenanbauen ist dann zu einem autopoietischem - einem sich selbst erhaltenden, sich selbst immer wieder herstellenden, sich selbst erklärenden und sich selbst legitimierenden - Unterfangen geworden. Viele andere Systeme auf der Welt (andere Gärtner_innen, andere Pflanzen) sind damit dann nicht mehr verbunden. Sie sind dissoziiert.

In einem autopoietischem System wie dem Körper ist die Psyche ein Ergebnis verschiedener Körperfunktionen. Werden diese negativ in ihren Versuchen miteinander assoziiert zu funktionieren gestört, ist eine strukturelle Anpassung von allem nötig, damit es als System funktionieren kann. Auch die Psyche.

Die Theorie der strukturellen Dissoziation der Psyche unterscheidet mindestens drei Strukturen, die sich so entwickeln können:

- die primäre strukturelle Dissoziation

- die sekundäre strukturelle Dissoziation

- die tertiäre strukturelle Dissoziation

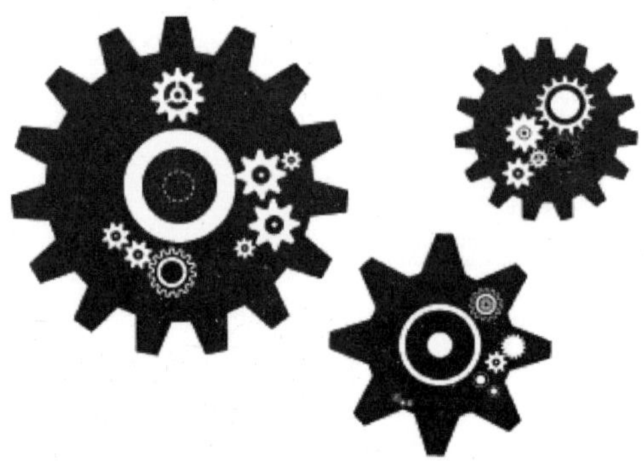

Meine Annahme ist: Die dissoziative Identitätsstruktur ist ein (anpassungs)stressbedingtes, komplexes und deshalb neurologisch tiefgreifendes Entwicklungsergebnis.

Sie ist grundsätzlich vermeidbar durch äußere Maßnahmen und deshalb als iatrogen/umweltbedingt/umfeldbedingt einzuordnen.

Weiterhin nehme ich an: Neurodiversität existiert. Autistische Menschen haben einen Neurotyp, der sich so grundlegend von dem nicht-autistischer Menschen unterscheidet, dass Autist_innen ihr Leben lang erheblichem

Anpassungsstress ausgesetzt sind. Manchmal wirkt dieser Anpassungsstress toxisch und führt unter anderem zu Traumatisierungen.

Autistische Menschen, deren Funktionssystem sich stark von dem nicht-autistischer Menschen unterscheidet, haben es schwer, passend unterstützt zu werden. Es kommt zu Kompatibilitätsproblemen und die sind anstrengend, frustrierend und werden (von nicht-autistischen Menschen) häufig nicht als solche an.erkannt.

Für eine hilfreiche, (therapeutisch) fruchtbare Kommunikation ist Brückentechnologie erforderlich.

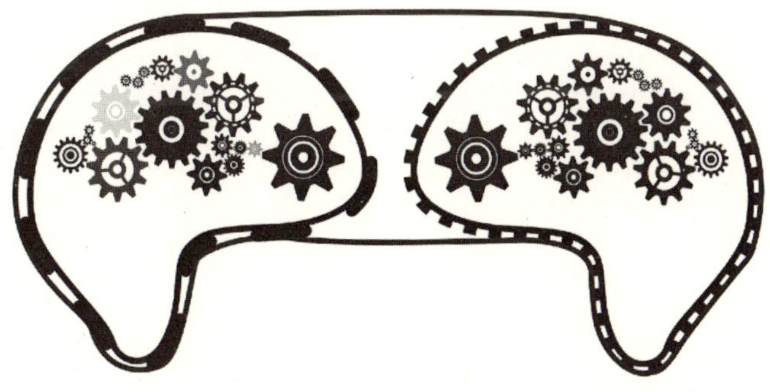

In diesem Buch teile ich auch Teile meiner eigenen Fallgeschichte.

Ich lebe mit dissoziativer Identitätsstruktur (DIS) auf dem Autismus-Spektrum (ASS).

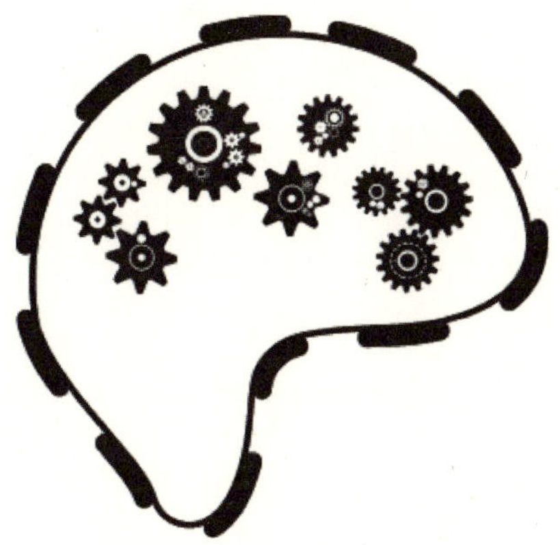

Ich habe Ver_Bindungsprobleme mir mit und meinen Mitmenschen. Ich brauche Ver_Bindung mit anderen Menschen, um mich mit mir selbst zu verbinden und meine traumatischen Erfahrungen zu verarbeiten.

Es gibt viele Normen, Dynamiken und Annahmen, die diese Verbindung herzustellen zu einem manchmal fast unmöglich erscheinenden Vorhaben machen.

In diesem Buch teile ich, was ich bisher über mein autistisches Leben mit dissoziativer Identitätsstruktur, Trauma und Gewalt, Hilfe und Macht verstanden habe. Manches werde ich erklären, vieles nicht. Meistens, weil es schon jemand erklärt hat. Ich teile das alles, weil ich glaube, dass in Kontakt miteinander zu gehen, Ver.Bindung anzubahnen und darüber Empathie, Mut, Kraft zu entwickeln, wichtig ist, um das gute Leben für alle zu gestalten. Das gute Leben, das wir alle verdient haben.

Content Note: Psychiatrie, die Gewalt der absoluten Institution

das Miss_Verstehen

Am Anfang war das Missverständnis anderer Menschen.

Es hat an mir gezogen wie ein Anker auf dem Weg in eine unendliche Tiefe, in der es niemanden außer mich gibt. Und irgendwann war ich in dieser Tiefe zu Hause. Bestimmte sie zu meinem Platz, zwang mich, ihre Lebensfeindlichkeit als etwas anzunehmen, das mich meiner Existenz versichert und erklärte alles um sie herum zu einem Ziel.

Heute ist mir bewusst, dass ich schon sehr früh in meinem Leben mit Depressionen umging. Mit Gefühlen von Einsamkeit, die mir absichtsvoll hergestellt erschienen und deshalb Verlassenheit für mich bedeuteten. Mit Ohnmacht vor dem Denken und Handeln anderer Menschen, die mich immer wieder hoffnungslos in die Zukunft blicken ließ.

Und dennoch machte ich mich immer wieder auf. Immer wieder, jeden Tag aufs Neue. Überging meine Grenzen wie sie, missachtete meine Bedürfnisse wie sie, zwang mich in Unmöglichkeiten wie sie — lebte den normalen Alltag eines unerkannt autistischen Kindes in einer Misshandlungsfamilie und arbeitete daran, es irgendwann erklären zu können. Erst alles, dann mich. Erst mir, dann ihnen.

Und als ich dachte, ich hätte es geschafft — ich hätte jemanden gefunden, die_r mich versteht, die_r sich mit mir verbinden wollte, um mit mir zu sein — riet diese Person meinen Eltern, mich in die Kinder- und Jugendpsychiatrie einzuweisen. Ich war 14, fast 15 Jahre alt und hatte die Funktion einer psychologischen Beraterin des Jugendamtes missverstanden.

In den ersten Versionen dieses Buches ging ich ausführlich auf meine Psychiatrieerfahrungen ein. Wieder wollte ich erklären. Wieder folgte ich der Idee, wenn Lesende nur verstehen würden, dann würde sich auch etwas verändern. Verstehen, das ist für mich die ultimative Verbindung. Und Verbindung die Grundlage für alles, was ver.ändert.

Nun ist es aber so, dass gerade die Psychiatrie ein Ort eine Praxis des Ausschlusses ist. Der Abtrennung. Dass dort in der Regel nicht für Assoziation, also die Verbindung zu einander, sondern für Dissoziation verstanden wird. Abgrenzung, Eingrenzung, ~~Zucht~~ und Ordnung mit Mitteln und Möglichkeiten, die in anderen Kontexten kaum legal verfügbar sind. Das Ziel dieses Verständnisses ist nicht das Miteinander, das sich aus gegenseitiger Einsicht, gegenseitiger Fürsorge, gegenseitiger Empathie ergibt, sondern das Miteinander, das die Norm vorsieht. Einseitigkeit. Die Psychiatrie ist ein Organ der Kontrolle und Verwaltung bis in die innersten Winkel eines Menschen mittels medizinischer Intervention.

Das Besondere an psychiatrischen und psychosomatischen Kliniken ist, dass man als Patient_in sofort eine gewisse Schutzschale weggenommen bekommt. Sofort wird durch Identität, Körper, Verhalten geschaut, sofort wird protokolliert, was man wie wann getan hat und warum das behandlungsplan_konform ist oder nicht. Man ist nach wie vor ein Individuum, nicht immer wird man auch gleich der Würde beraubt und auch richterlich genehmigte Zwangsmaßnahmen sind nicht die Regel in allen diesen Einrichtungen – aber der eigene Ausdruck von Individualität, die Freiheiten, die man hat, werden vom System gewährt. Sie sind nicht mehr dem Menschen und seinem In-der-Welt-sein immanent, sondern Abgrenzungsgegenstand der Krankheit. Deshalb werden Ausdruck von Individualität, Identität, persönliche Freiheit und auch körperliche Integrität stark eingeschränkt, gewissermaßen um „einen freien Blick auf die Krankheit zu bekommen". Dieser Blick auf die Patient_innen ist vom ersten Tag an da – 24/7 und durch eine unbeständige Anzahl von Personen, die jeweils eigene Schlüsse daraus ziehen und einander zuweilen erheblich widersprechen – und bleibt für viele Patient_innen bis weit über den Entlassungstermin als internalisierte Instanz erhalten. Nach einer Einweisung in die Psychiatrie gibt es das Normal des vorherigen Lebens oft nicht mehr – es gibt häufig nur noch die Erinnerung daran, dass man vorher nicht wusste, an wie vielen Aspekten des täglichen Lebens und Seins diese Normalität nicht als krank oder von Krankheit gefährdet wahrgenommen wurde.

Meine Schilderungen von Zwangsmaßnahmen an mir; von Medikamenten, die mir den eigenen Geist, die eigene Psyche zu etwas verzerrten, das jenseits von menschlichem Sein passiert; von Ohnmachts- und Auslieferungsgefühlen sind mitleiderregend. Manche Menschen reagieren auch mit stellvertretender Wut darauf. Manche fragen mich nach juristischen Konsequenzen, wenn sie davon erfahren, dass ich über Monate von einem Pfleger sexualisiert misshandelt wurde und über drei Termine von einem Klinikpsychologen. Viele andere Ex-Patient_innen und Psychiatrieüberlebende verbinden sich in der Ablehnung dieser Institution mit mir. Sie kennen den schalen Geschmack von Krankenhausessen unter Plastikhauben von Plastiktellern aus Plastikbehältern, eingenommen auf Plastikstühlen in einem Speisesaal, der die Stimmen aller Anwesenden zu einer unerträglichen Kakophonie macht. Sie kennen den Zwang zum Erbitten der Gewährung ihrer natürlichen Rechte und die spezifische Nacktheit, die sich durch eine 24/7-Überwachung einstellt. Sie wissen, was „totale Institution“ bedeutet.

Dass ich von all dem, was ich sowohl in der Kinder- und Jugendpsychiatrie als auch der Allgemeinpsychiatrie üb.erlebt habe, das Missverstehen als größte Belastung empfinde, trennt mich häufig wieder von anderen Psychiatrie.üb.erlebenden. Viele können nach diesen Erfahrungen generalisieren, dass „da“ alles scheiße ist. Die Leute, die Hilfe, die Zimmer, die Regeln, alles. Während ich nicht ausblenden kann, dass keinem Menschen die Gewalt angeboren ist. Dass es die Psychiatriegewalt gibt, weil unsere Gesellschaft in Gewalt miteinander lebt. Dass die Norm der einzige Halt für alles ist, weil unsere von Mono.theismus geprägte Gesellschaft viel zu wenig Kompetenz mit Pluralität, mit Gleichzeitigkeit hat.

Um diese Perspektive zu erklären, beginne ich bei mir.

das Selbst_Verständnis

„Autismus" und „(komplexe) Traumafolge.n" sehen für viele Menschen gleich aus: leerer Blick, Anspannung, Kampf um Kontrolle, soziale Schwierigkeiten, emotionale Ausbrüche, Unberechenbarkeit, Ängste, Arbeitsunfähigkeit, endlose Wiederholungen, Isolation.

Mitleid spielt eine Rolle. Schuld. Verantwortung. Wert. Lauter Dinge, über die man sich intensiv verständigen muss, weil sie immer wieder neu ausgehandelt werden zwischen Menschen, für die diese Dinge Relevanz haben. Bedeutung. Aber welche Bedeutung hat das alles konkret für mich?

Vermutlich kennst du die Wimmelbildbücher „Wo ist Walter?".

In diesen Bildern, die oft über zwei Seiten sehr detaillierte Bilder von Alltagssituationen zeigen, ist auch die Figur „Walter" in seinem rot-weiß gestreiften Pullover, manchmal auch mit seiner rot-weiß gestreiften Mütze. Nehmen wir an, es gibt eine Szene, in der auch Walter ist. Vielleicht hast du es gerade vor Augen. Die Sonne scheint. Ein großes Schwimmbecken voller Menschen, davor stehen Duschen, drumherum ist eine Wiese, auf der Menschen sitzen, es gibt sogar einen Kiosk. Überall siehst du rot-weiß gestreifte Pullover, Badematten, Badekappen, Figuren, die Walter ähnlich sind, aber doch nicht er. Mit großer Wahrscheinlichkeit hast du innerhalb kürzester Zeit, nachdem dir das Bild gezeigt (oder jetzt von mir beschrieben) wurde, schon gewusst: „Aha, es ist eine Schwimmbadszene" und konntest mutmaßen, wo der ein Eis essende Walter am wahrscheinlichsten zu finden sein könnte.

Ich sehe so ein Bild und finde Walter oft bevor andere ihn finden. Dass es eine Schwimmbadszene ist, erkenne ich hingegen erst, wenn ich mich dem Bild ohne Zeitdruck, ohne den Auftrag Walter zu finden widme. Vielleicht auch nie, denn manchmal sind Szenendarstellungen auch ein gestalterisches Mittel und es geht gar nicht um den Ort, sondern um eine allgemeine Stimmung oder ein Ereignis, das dargestellt wird. Diese Ebene bleibt mir so lange verschlossen, bis ich eine Rahmung durch folgende Bilder oder eine Erläuterung bekomme.

In Zuständen des Hyperarousal (der Übererregung) überfordern mich Wimmelbilder. Ich sehe alles, kann es aber weder benennen noch verbinden. Diesen Umstand spüre ich dann meistens als etwas, das gefährlich ist, denn um mich zu schützen, bin ich darauf angewiesen zu begreifen, was ich sehe. Und dafür brauche ich, wie alle anderen Menschen auch, verarbeitete Reize, die im Weiteren mit Worten zu benennen sind.

Die traumabedingte Übererregung wird häufig mit besonderer Aufmerksamkeit für potenzielle Gefahren übersetzt. Das führt zu der Annahme, dass traumatisierte Menschen im Hyperarousal Dinge als Angriff wahrnehmen, die keine sind und ihr Gehirn zu Fehlinterpretationen neigt, weshalb es dann zu (häufig unangemessenen) (Schutz / Kampf / Flucht-)Reaktionen kommt. Irgendwann in diesem Prozess kommt es bei traumatisierten Menschen, die eine Traumafolgestörung entwickelt haben, auch zu unkontrollierbaren Flashbacks, also dem bewussten, manchmal aber auch unbewussten Wieder_Erleben traumatischer Zustände. Auch sie beschreiben häufig Schwierigkeiten zu sprechen oder zu benennen, was in ihnen vorgeht.

Was mich in die Autismus-Diagnostik brachte war, dass ich immer wieder Schwierigkeiten mit der Sprache habe, die nichts mit Flashbacks, mit Angst, mit Wut - mit dem übererregt sein - zu tun haben, sondern mit Überreizung sowie oftmals schon von vornherein dysfunktionaler Kommunikation und Interaktion mit anderen Menschen.

Kurz zurück zum Wimmelbilderbuch. Für mich kann Überreizung in dem Moment beginnen, wenn das Buch sehr neu ist und noch nach der Druckfarbe riecht. Oder ich das Buch mit einer anderen Person zusammen anschaue, die Geräusche macht, anders riecht als ich und mit mir spricht, während wir das Bild abscannen. Es sind einfach zu viele Eindrücke auf einmal, die für mich alle gleichzeitig da sind und wirken — auf die ich aber nicht auch gleichzeitig reagieren kann. In der Situation bin ich nicht übererregt — ich bin überstimuliert. Und das ist ein ganz fundamentaler Unterschied.

Ich reagiere auf Überstimulation manchmal, aber nicht immer, wie auf einen Triggerreiz, der Erinnerungsprozesse an unverarbeitete Traumata auslöst.

Ein Ereignis, das sich traumatisierend ausgewirkt hat, ist immer ein absolut überwältigendes Ereignis, das von Überstimulation geprägt ist, was letztlich dazu beiträgt, dass die darin befindliche Person toxischem Stress ausgesetzt ist.

Absolute Überwältigung geht mit Ohnmachtsempfinden, Todesangst, dem Gefühl der Ausweglosigkeit, manchmal auch (Angst vor) (Vernichtungs) Schmerz und dem Verlust der Integrität als Individuum einher. Dabei spielt es keine Rolle, ob und wie real begründet dieses Empfinden ist. Auch Personen, die sich in auswegloser Todesgefahr *wähnen*, können von dieser Erfahrung traumatisiert werden und im gleichen Maße posttraumatische Belastungsreaktionen oder -störungen entwickeln, wie Menschen, die ganz konkret dieser Gefahr ausgesetzt waren.

Für mich war es wichtig und hilfreich davon zu wissen, denn was ich im Lauf der Autismus-Diagnostik und in den Jahren darauf über mich erfahren habe, deutet darauf hin, dass ich unter anderem deshalb so viele „alltagsfunktionale Anteile" und mehrere kontextbezogene Funktionssysteme habe. Ein Beispiel.

Ich, Hannah, bin noch nie zur Therapie in der Innenstadt gekommen, ohne mindestens einmal die Kontrolle an ein Innen zu verlieren, das die Belastung durch Stadtlärm, Zeitdruck und das innere emotionale Geschehen der Situation besser kompensieren kann als ich – ansonsten aber über keinerlei andere Fähig- und Fertigkeit verfügt.

Bei mir ist es ein Innen mit einem Namen (also einem Ich-Gefühl) – bei anderen autistischen Menschen sind es „dissoziative Zustände", „Ich hab keine Ahnung, wie ich das geschafft habe" oder auch „die ersten Anzeichen für einen Melt- oder Shutdown".

Es gibt bei vielen, die Viele sind, sogenannte „States". Darunter gibt es durchaus auch sogenannte „situationsgebundene States", also Zustände, die immer in bestimmten äußeren Kontexten auftreten und je nach Umfang der Dissoziation als mehr oder weniger fremd wahrgenommen werden.

Ich nehme an, dass viele States, die ich ohne Autismus entwickelt hätte, nie zu einem „Ich-Zustand", also einem Innen mit einem Namen und durchaus vorhandenem Identitätsempfinden geworden wären, weil sie nicht so oft „nötig gewesen" oder aufgetreten wären.

Meine Dissoziations- und Tagesprotokolle bestätigen das. Ich habe Innens, die den Krach der laufenden Dusche ertragen, aber nicht länger im komplett gefliesten Bad stehen können, weil die vielen kleinen Echos der glatten Oberfläche sie überreizen, wenn sie noch nass sind und die Tropfen von der Haut fließen. Aber fast nahtlos taucht da ein anderes Innen auf, das daneben funktionieren kann und erst beim Auftragen von Deodorant oder Parfum zerfällt. Ich habe lange daran gearbeitet „das verantwortliche

Trauma“ für diese und andere ähnliche Alltagsdissoziationen zu finden, doch es gibt keines. Außer jenes, das mit der Belastung einhergeht, die die meisten nicht-autistischen Menschen nicht kennen: 24/7 sensorisches Dauerfeuer, ohne Filter, ohne viel Raum für Vorhersage, ohne Chance sich zu entziehen — und gerade, weil es mit dem Außen kaum Austausch darüber gibt — ohne viel Chance auf zentrale Kohärenz und also das Begreifen der Dinge, die im alltäglichen Leben passieren.

Meine dissoziative Identitätsstruktur ist für mich also auch eine Kompensationsleistung, was den Autismus betrifft. Über viele Aspekte meines Lebens hinweg funktioniere ich praktisch durchgehend auf Basis von kleinteiligen Dissoziationsketten. Fällt Innen X weg, entsteht Situation A und Innen Y übernimmt, was Situation B begünstigt und in einen Wechsel zu Innen Z führt. Das funktioniert in der Regel unbemerkt von Außen, wirkt nach innen aber meistens wie ein Mixer - auch für mich selbst.

Bei einer „handfest traumabasierten“ Wechselsituation merke ich, dass ich an schwierige Inhalte komme, nähere ich mich dem Innen oder dem Kontext, in dem der Wechsel stattfand. Ich merke, dass ich vermeiden will, dass da unangenehme Gefühle hochkommen, oft auch Bilder oder beklemmende Gedanken.

Schaue ich mir jedoch Situationen an, die von Überstimulation geprägt sind, ist da — je länger die Situation anhielt — eher eine Art buntes Rauschen. Ein Aspekt hier, ein Aspekt da. Viele Informationen, kein Sinn. Es entsteht viel Druck, diesen Sinn zu finden, denn nur mit Sinn, mit Bedeutung, wird real, echt, - von Bedeutung - was man einander mitteilt. Erst dann stellen die meisten Menschen eine Bindung her und geben einander den Halt, den es braucht, mit den Erfahrungen umzugehen, die man gemacht hat; die Eindrücke weiter zu verarbeiten, die man hatte.

Den meisten Menschen erschließen sich Sinn und Bedeutung intuitiv aus den Zusammenhängen, die sie erleben und in denen sie sich bewegen. Eine Ausnahme bilden hier das Schreck-, das Schock- und das Trauma(wieder) erleben. In diesen Situationen der Reizüberflutung, des (toxischen) Stresserlebens, finden neurologisch nur die Reizverarbeitungen statt, die es braucht, um das Überleben zu sichern. In einer Situation wie zum Beispiel der Flucht vor einer Flutwelle ist unerheblich, wer man ist oder warum. Es ist egal, was das eigene Handeln bedeuten könnte - es ist relevant, dass es passiert.

Jedoch schaffen es die meisten Menschen nach einer solchen Situation, ihr Handeln mit Sinn und Bedeutung zu belegen, wenn sie zum Beispiel sagen: „Ich hatte Todesangst, also bin ich gerannt." oder „Das war so irre – ich war völlig im Autopilot."

Ich erlebe immer fragmentiert, reagiere immer auf Fragmente, seltener auf Bedeutung, was meinem Leben einen ständigen Kampf um Bedeutung immanent macht und mich im Kontakt mit anderen Menschen stark gefährdet, weil ich weitaus häufiger, als man es mir zutraut, praktisch unfähig bin zu erkennen oder zu verstehen, worum es geht. Besonders, wenn es um Situationen geht, in denen Macht mit Mitteln der Gewalt generiert und/oder aufrechterhalten wird.

Es erschließt sich mir nicht automatisch, was andere Menschen „eigentlich" wollen. Was eine Szene im Film „eigentlich" zeigt. Was eine bestimmte Geste oder bestimmte Wörter in einem Gespräch „eigentlich" ausdrücken. Ich nehme sie wahr — ich höre sie — aber mehr als sich selbst bedeuten sie in der Regel nicht für mich.

Und obwohl ich so lange ich mich denken kann, immer wieder soziale Situationen hatte, in denen ich in Konflikte und tiefe Depressionen geriet, weil andere Menschen nicht verstehen und glauben wollten, dass ich immer nur sagen will, was ich sage, begriff ich erst mit 29 Jahren, dass das von Bedeutung ist.

die Sprache, die Welt

Man schreibt noch heute über Autist_innen, sie würden in ihrer eigenen Welt leben. Es sei eine Welt der Reize, der Farben, der Formen, der Zahlen und Daten — je nachdem, worauf sich die autistischen Menschen spezialisiert haben oder die stabilste Verbindung aufbauen können.

Natürlich ist das Unsinn und ehrlich gesagt schreibe ich das hier nur auf, weil mir keine andere Metapher dafür einfällt, wie ich aufschreiben könnte, dass man vieles anders denkt, wenn man anders wahrnimmt und sich dadurch eine vielleicht sogar total abweichende Idee von der Welt und ihrem Funktionieren ergibt.

Es ist aber auch deshalb Unsinn, weil wir in einer Gesellschaft der Parallelwelten leben, aber die von behinderten Menschen, die wir vielleicht nicht auf Anhieb nachvollziehen können, zu „ganz eigenen" erklären und als Legitimationsgrund für Ausschlüsse aller Art anführen. Was ist denn bitte mit der Welt der Psychologie? Der Psychoanalyse, der Psychiatrie? Der Medizin? Was haben die denn mit der Welt von Mathelehrer_innen zu tun? Oder von Leuten, die gerade einen Welpen nach Hause geholt haben?

Beim Versuch zu verstehen, was mir als Kind, als Jugendliche, als junge_r Erwachsene_r passiert ist, hatte ich gar keine andere Wahl, als mich in die Welt der Medizin, der Psychologie und Psychotherapie zu begeben. Und einmal dort angekommen, hatte ich ebenfalls gar keine andere Wahl, als mich darin zurechtzufinden.

Ich lernte jede Menge Fremdwörter, verschiedene soziale Skripte für Einzel- und Gruppentherapien und bald auch, was es eigentlich bedeutet, wenn in einem Beipackzettel für Antidepressiva steht, es sei wichtig, dass ein_e Mediziner_in die Behandlung überwacht.

Hat man diese Dinge drauf, kann man es schaffen, sich wie ein_e selbstständige_r Tourist_in durch diese Welt zu bewegen. Man kann einfach sagen, das man eine Therapie macht, weil man Außenstehenden übersetzen kann, was es bedeutet, ohne als Teil dieser Welt v.erkannt zu werden.

In meiner Situation ging es aber nicht darum, einfach nur zu verstehen, was eine Therapie ist und mit mir machen soll. Ich musste auch verstehen, was ich ganz konkret in der Therapie machen soll und das tue ich bis heute oft nicht.

Ein Grund dafür ist, dass ich ein erhebliches Problem mit der Sprachebene der Psychoanalyse bzw. der tiefenpsychologischen Psychotherapie habe.

Jedes Mal, wenn eine_r meiner so ausgebildeten Therapeut_innen sagte, ich solle mal „nach innen hören, wer etwas zu Thema X sagt", wurde und werde ich bis heute irritiert und unsicher, weil ich mir immer wieder bewusst übersetzen muss, welche konkrete Handlung, welche Art und Weise des Denkens und Wahrnehmens ich jetzt vornehmen soll.

Dieses Problem wurde mir lange nicht als solches abgenommen, weil ich durch meine eigene Sprache nicht vermuten lasse, möglicherweise ein Problem mit Sprache und also auch Kommunikation zu haben. Hier kommt mir das konkrete Sprachverständnis in die Quere, mit dem viele Autist_innen leben und die Art und Weise, wie nicht-autistische Menschen versuchen, trotzdem etwas verständlich zu machen.

Menschen verwenden Sprachbilder, um Sachverhalte in ihrer Übertragbarkeit (also ihrem logischen Muster) zu vermitteln bzw. um Probleme durch das (übertriebene) Markieren offensichtlicher Gegensätze oder Widersprüche aufzuzeigen.

Die meisten Sprachbilder kenne ich auswendig. Sie sind Teil meiner verbalen wie schriftlichen Skripte zur angepassten Kommunikation mit nicht-autistischen Menschen. Sie zu kennen ist Teil meiner Maskierung, aber auch das Ergebnis einer Phase, in der Sprachwitze, Sprachbilder, „Teekesselchen" und Januswörter zu meinen Spezialinteressen gehörten.

Das Problem bei Kommunikation in Metaphern mit nicht-autistischen Menschen ist, dass sie nicht die gleiche soziale und interpersonelle Bedeutung für alle Gesprächspartner_innen haben[2]. Metaphern und bildliche, symbolische und übertragende Sprache werden jeweils unterschiedlich verarbeitet. Nicht-autistische Menschen können damit häufig leichter einen sozialen Bezug herstellen, während viele autistische Menschen versuchen, die für die soziale Interaktion relevanten Informationen in den Sprachbildern zu finden. Die es allerdings selten gibt, da es sich um abstrahierte, übertriebene zuweilen ganz fantastische Darstellungen handelt.

In der Therapie der DIS hat sich das Sprechen in Bildern und die Behandlung mit Imaginationstechniken etabliert. Viele Viele sprechen von „inneren WGs“, wenn sie von ihrem Inneren, ihrem oft selbst fremd erlebtem Innenleben sprechen. Es gibt einen Konsens darüber, dass alle Vielen individuell erleben und manche ausschließlich Metaphern verwenden. Da gibt es innere Welten, Häuser, Ebenen, Ringe, Gruppenstrukturen, innere Tiere und vieles mehr.

In Anpassung an diesen Konsens und motiviert vom Wunsch nach Gleichheit mit anderen Menschen, die sich als Viele erleben, schreibe und spreche ich von „meinen Innens“, statt davon, dass ich entlang innerer, durch chronische Dissoziation desintegrierte, Funktionssysteme mit entsprechenden Zuständen auf äußere wie innere Einflüsse reagiere. Welche veränderte Selbst- und Umweltwahrnehmung zur Folge haben, wie zuweilen auch eine veränderte Fremdeinschätzung. Was sich als Selbstbeschreibung authentisch für mich anfühlt, aber ein völlig anderes Konzept zum Verständnis voraussetzt und eine völlig andere Reaktion auslöst als ein Bild von einem inneren Haus.

Mein Selbst_Verständnis ist eines, das auf einer Systemtheorie basiert. Das macht mein Selbsterleben als Viele zu einem Funktionsergebnis und mein Sein nach Außen zu einer Funktion für ein System. Es ist kein Ergebnis von Umständen, keine Reaktion, die irgendeiner Motivation folgt.

Wenn man sich allerdings anschaut, wie mehrheitlich über das Entstehen von dissoziativer Identitätsstruktur und das Er_Leben damit gesprochen wird, dann entsteht ein ganz anderer Eindruck.

Mit einer DIS-Diagnose werden die für Diagnostiker_innen sichtbaren Folgen einer von Dissoziation geprägten Selbst- und Umweltwahrnehmung benannt. Nicht, wie so oft beschrieben, „die Folgen einer komplexen Traumatisierung“ und auch nicht „die Struktur einer Identität nach komplexer Traumatisierung“. Es ist wichtig, sich das immer wieder klar zu machen, denn obwohl in den Biografien der Menschen mit DIS zu 90 % Traumatisierungen[3] [4] vorliegen und das Vorhandensein von dissoziativen Störungen mehrheitlich bei Menschen mit posttraumatischer Belastungsreaktion oder -störung vorliegt, so ist die DIS keine Trauma-Diagnose, sondern eine Diagnose chronifizierter, sich dysfunktional auswirkender Dissoziation.

Die dissoziative Identitätsstruktur wird dennoch weiterhin als Marker verwendet, um einen Zerstörungsgrad zu kommunizieren.

In Dokumentarfilmen über Menschen, die Viele sind, ist das häufig zu beobachten. Es beginnt mit einer klinischen Einordnung der Symptomatik, um die Erfahrung der so diagnostizierten Menschen wahrhaft zu machen und endet in der Regel mit einer Auseinandersetzung der Ursachen. Und das ist immer zwischenmenschliche Gewalt, deren Formen und ihr zerstörerisches Potenzial.

Diese Erzählung ist so tief eingeschrieben, dass es schwer ist, daraus auszusteigen und weitere Quellen als sexualisierte Gewalt, organisierte (Rituelle) Gewalt, massive körperliche Gewalt in Form von Misshandlung, Vernachlässigung und Überbeanspruchung aufzuzeigen.

Mehr als ein Mal habe ich meine Gewalterfahrungen von Therapeut_innen als Zeugnis einer von Männern gefährlich gemachten Welt wahrgenommen empfunden. Sehr oft finden Menschen zu meinem „Blog von Vielen", weil sie „DIS" oder „multiple Persönlichkeit" im Kontext von Satanismus, Pornografie und Menschenhandel, aber auch Weltverschwörung und Nazi-Ideologie googlen. Spätestens an dieser Stelle — dort, wo es nicht mehr um „die Perspektive der Psychologie" (die Welt der naturwissenschaftlich geprägten ~~Ordner~~ Ordnung des menschlichen Selbsterlebens) und „die Perspektive der Patient_innen" (die Welt der „psychisch Kranken") geht, sondern um „alle" (also Macht) — werden Menschen mit DIS dazu gezwungen, sich als solche zu positionieren. Denn diese Art der Erzählung macht sie zu Objekten, zu Gewaltbeweisen. Oft in einem Diskurs, der sich um die Vermeidung der Anerkennung von real existierender Gewalt in der Welt und ihren Gesellschaften dreht. Denn in unserer Gesellschaft muss Gewalt materialistisch bewiesen werden. Man muss an Dingen, an Menschen, an real greifbaren Komplexen nachvollziehen können, dass etwas kaputt gemacht wurde, was einmal ganz eindeutig heil, funktional, richtig war. Menschen mit DIS haben für diesen materialistischen Beweis ausschließlich sich selbst als Ergebnis - ohne jede Chance darauf zu beweisen, wie heil sie einmal waren. Entsprechend selten werden ihre Selbst.bilder in Justiz und Verwaltung als Ergebnis von Gewalt anerkannt und das oft noch weit vor einer näheren Definition der Art der Gewalt, die sie üb.er.lebten.

In unserem Gesellschaftsystem sind es immer andere als die Opfer, die Gewalt als solche rahmen; immer andere, die bestimmen, wann etwas ein Trauma ist oder nicht und welche Sprache dafür die richtige ist. So zeigt sich: Das ach so freie Bilderfinden für sich ist gar nicht wirklich frei. Weder für mich als Person, die Schwierigkeiten damit hat, ausgedachte Bilder in konkrete Bedeutung für sich zu übersetzen — noch für die Personen, die es können und wollen, um sich mit Behandler_innen und anderen Betroffenen auf einer psychosozialen Ebene zu verbinden.

Als ich mit DIS diagnostiziert wurde, war ich 16 Jahre alt. Ich hatte überhaupt keine Ahnung von irgendwas. Weder von mir noch der allgemeinen Erzählung über damals noch „multiple Persönlichkeiten". Vielleicht ist bereits damit klar, wie es für mich war, mich in psychotherapeutischen Kontexten überhaupt zu verorten und zu orientieren. Allein die Vermittlung von Fachwissen über die DIS als Erkrankung verlief über Jahre hinweg sehr schlecht und blieb überwiegend mir selbst überlassen. Erst mit einem Internetzugang und einem Stipendium konnte ich mir Fachliteratur kaufen — und die Literatur, die nötig war, um sie für mich zu entschlüsseln.

Es hat auch nicht geholfen, dass die DIS über viele Jahre als selten, *außer.ordentlich* und besonders kompliziert behandelt wurde und dass das wohl ~~obsessivste~~ exzessivste Aneinander-vorbei-Reden in der Psychologie bis heute als „Kontroverse über die Existenz der DIS" behandelt wird und nicht als die Ressourcenverschwendung aufgrund persönlicher Kränkungen und problematischer Interessenvertretung, die sie ist.

Als Person mit dissoziativer Identitätsstruktur hat man eine Basis nicht, auf die sich die meisten Menschen mit einer wie auch immer gelagerten psychischen „Störung" zurück.be.ziehen können: Eine mehr oder weniger kongruente Identität, die sie mehr oder weniger stabil empfinden können.

Ich musste mir anlesen, was das überhaupt sein soll, diese Identität. Woran würde ich spüren, dass ich eine habe? Was ist an meiner Identität „dissoziativ gestört" — und wieso wird von einer dissoziativen Störung gesprochen, wenn doch das Kernproblem in der dissoziierten (desintegrierten) Struktur der Funktionsbereiche menschlichen Er_Lebens liegt? Woran würde ich Therapiefortschritte spüren? Wie sollte ich kontrollieren — und falsifizieren! — ob das, was ich in der Therapie tat, die gewünschte Wirkung erzielte oder nicht?

Meine Schwierigkeiten, die vielfältigen Sprachbilder in der Therapie und Literatur auf mich selbst zu übertragen und die Zurückgeworfenheit auf mich selbst in der Aneignung des Fachwissens blieb 13 Jahre lang ganz allein mein Problem. Ich musste mir selbst beibringen, wie dieses Fachwissen überhaupt produziert wurde und ebenfalls allein die konkrete Bedeutung für mein Leben außerhalb meiner Rolle als Patient_in erfassen.

Ich entwickelte verschiedene Strategien, dennoch an meiner Psychotherapie teilzunehmen und offenbarte mit ihnen eine erheblich viel weniger emotional intuitive Herangehensweise als die meiner Behandler_innen und anderer Betroffener. Sie wurden immer wieder als traumabedingtes Vermeidungsverhalten missverstanden, was nicht anders wirken konnte als schädlich. Denn es führte immer wieder zu emotionalen Grenzüberschreitungen durch eindringliches bis intrusives Fragen nach meinen (traumabezogenen) Gefühlen, Gedanken, Ängsten in Therapiesitzungen und der Abwertung meines Versuches, aus dem schlau zu werden und zu tun, was mir als „eigener Anteil der Therapiearbeit" zugetragen wurde.

Es kam auch immer wieder dazu, dass sich Behandler_innen eingeschüchtert oder angegriffen gefühlt haben, weil sie mein Verhalten als einen Versuch meiner Selbstaufwertung als hochgeistig und intellektuell überlegen eingeordnet haben. Oder weil sie mir nicht folgen konnten, nicht auf dem gleichen Stand der Trauma- und DIS-Forschung waren — und mir auf dieser Ebene also tatsächlich nicht überlegen waren. Auch das ein Problem vieler autistischer Menschen im Zusammensein mit nichtautistischen Menschen: Können oder wollen sie nicht sprechen, gelten sie als lernbehindert, rätselhaft und ohne jedes emotionale Innenleben — sprechen sie so, wie es ihnen ihr Naturell, ihre Persönlichkeit, ihr Können ist, dann gelten sie oftmals als arrogant, überheblich und rätselhaft — gerade weil sie Sprache nicht zur Vermittlung sozialer Informationen verwenden, sondern um eine möglichst exakte Übergabe von Informationen zu vollziehen, um eine gemeinsame Basis — eine kleine gemeinsame Welt — herzustellen.

Erst nach der Autismusdiagnose und einem veränderten Verständnis für mein Er_Leben hörte ich auf, meiner Therapeutin eine „innere Landkarte" oder „die Rolle einzelner Innens" vermitteln zu wollen. Ich begann zu akzeptieren, dass ich etwas wagen muss, wovor ich nach so viel problematischer Reaktion von verschiedenen Behandler_innen (Todes) Angst hatte: „Ich muss ihr mitteilen, wie ich funktioniere. Wie ich das empfinde. Was ich darüber bisher verstanden habe. Ich muss glauben, vielleicht sogar darauf vertrauen, dass sie aktiv versucht, „meine Sprache", „meine Welt" zu verstehen, obwohl sie anders ist als ihre und der Mehrheit der Menschen auf der Welt."

Um in dieses Vertrauen zu kommen, musste ich mich meinem „Helfertrauma" widmen.

Content Note: selbstverletzendes Verhalten, Suizid, Schilderung eines Suizidversuchs, Helferversagen

die Selbstverletzung

Ich wollte mich gut fühlen. Also verletzte ich mich.

Es begann mit neun Jahren und der Faszination des Körperempfindens. Der Erkundung der enormen Empfindsamkeit meiner Hautoberfläche im Gegensatz zur enormen Unempfindlichkeit von allem darunter. Ging weiter mit dem Reiz von Hunger und einem übervollen Magen, der mich mit seinem Schmerz darin versicherte, dass ich echt bin und etwas an meinem Körperempfinden zuverlässig kontrollieren kann. Endete nicht an dem Punkt, an dem ich mich mit einer Rasierklinge schnitt, um möglichst lange eine elastische Binde tragen zu müssen, deren Druck auf meine tieferen Körperschichten mir sehr deutlich vermittelte, dass es erstens *mein* Körperteil ist und zweitens, wo es sich befindet.

Für mich ging es um die Entdeckung eines Aspektes von mir selbst, der mir bis dahin unzugänglich war. Um eine Interaktion mit meinem Körper, um den Versuch, ihn immer bei mir zu haben, während ich es oft als gefährlich empfand, ihn bei mir zu haben. Zum einen, weil andere Menschen ihn benutzten und dabei häufig verletzten — zum anderen, weil ich ihn im Alltag benutzte wie ein Werkzeug, andere Menschen ihn aber als mich einordneten.

Lange hielt ich das nicht für problematisch. Verboten. Falsch. Krank. Bis ich verstand, dass andere Menschen sich davon angesprochen gefühlt haben. In meinem Verhalten eine soziale Aussage sahen. Und ihnen egal war, was es für mich war. Selbst dann, als ich es zu einer Aussage gemacht habe.

Heute weiß ich: Selbstverletzung und parasuizidales Verhalten betrifft viele autistische Menschen[5] [6] [7] [8], was sie früh in psychiatrische Kontexte oder andere (geschlossene) Betreuungseinrichtungen bringt.

Die Selbsttötung ist eine der häufigsten Todesursachen bei autistischen Personen, die als Gruppe insgesamt ein höheres Risiko hat, jünger, in Folge von Unfällen oder chronischen Krankheiten zu sterben.[9] Ein signifikanter Risikofaktor für Suizidalität, selbstverletzendes Verhalten und verschiedene psychische Erkrankungen sind (unverarbeitete) Traumatisierungen, die in der Kindheit passierten.[10] [11] [12] Autistische Menschen leben mit einem höheren Risiko für Kindheitstraumata als nicht-autistische.[13] [14] [15] [16] [17]

Ich wusste von meinen Kindheitstraumatisierungen genauso wenig wie davon, dass ein Körperempfinden wie meines von den meisten anderen Menschen nicht nachvollziehbar ist, weil sie es einfach nicht kennen. Ich dachte, dass sie mich einfach für einen weiteren Aspekt meiner insgesamt ablehnenswerten Existenz bestrafen und verändern wollten.

Meinen ersten Suizidversuch überlebte ich, weil ich nicht wusste, warum ich ihn beging. Es war der Schnitt ins Handgelenk, der den dissoziativen Zustand, in dem ich vorher schon Tabletten geschluckt und stundenlang draußen herumgelaufen war, beendet hatte und mich dazu brachte, die Familie meiner Freundin anzurufen, die dann einen Krankenwagen zu mir schickte.

Hinter mir lagen zu dem Zeitpunkt etwa anderthalb Jahre voller Umbrüche. Drei Psychiatrieeinweisungen, die erste Fremdunterbringung in eine Wohngruppe der Jugendhilfe, ein Psychologe, der mich sexualisiert misshandelt hatte, zwei Klassenwechsel und der Wiedereinzug bei der Herkunftsfamilie. Ich war 15 Jahre alt und die Psychologin, die mich am Morgen nach dem Suizidversuch im Krankenhaus zur Beurteilung wegen einer Einweisung traf, war eine meiner Behandler_innen in der Psychiatrie gewesen.

Sie fragte mich, ob es so schlimm sei und ich wusste nicht, was „es" für sie war. Meinte sie mein „ES", mein „DAS DA", mein diffuser Schrecken über noch diffusere Bilder von sexualisierter Misshandlung und manchmal auch von dem Zuschlagen meines Vaters oder einfach ES — die Welt, in der zu leben für mich nur noch aufzehrend anstrengend und von globaler Einsamkeit geprägt war? Oder meinte sie die letzte Nacht, in der mir auf einmal bewusst wurde, dass ich in Lebensgefahr war, aber nicht wusste wieso? Oder ging es ihr um die Situation in der Notaufnahme, wo man mir den Schlauch durch die Nase zwang, während mein „Ausrasten wie ein Tier" „nötig machte", von mehreren Menschen auf die Behandlungsliege gedrückt zu werden? Oder die letzten Stunden, in denen ich völlig entkräftet und besiegt — ohne irgendetwas zu fragen oder zu verstehen — machte, was man von mir wollte?

Ich erinnere meine Antwort nicht mehr, wohl aber, dass was auch immer ich ihr erzählte, offenbar nicht genug für eine erneute Einweisung oder Unterbringung irgendwo anders als in meiner Familie war, denn am nächsten Tag ging es wieder nach Hause. Ostersonntag, Kaffee und Kuchen bei den Großeltern „und du sagst nichts hierüber".

Vier Wochen später fand ich mich schwer verletzt in meiner Schule wieder. Mein Rucksack war mit Sachen gepackt und ich beobachtete mich dabei, wie ich verstand, dass ich nicht zur Schule kann, wenn ich kein Zuhause habe. Und, dass ich einen erwachsenen Verbündeten brauchte, um das trotzdem hinzukriegen. Ich ging zur Schulsozialarbeiterin, schaffte es nicht, mich verständlich zu machen, weil ich selbst eigentlich nichts verstand und kam nie wieder in die Schule zurück. Stattdessen hatte ich meine Sachbearbeiterin im Jugendamt angerufen, die mich zur nächsten Notunterkunft lotste. Ich wusste nicht einmal, dass ich eine habe.

Obwohl alle um mich herum eine soziale Aussage in meinem selbstverletzenden und suizidalen Verhalten „hörten", sprach niemand mit mir darüber. Bis heute weiß ich nicht, was für eine Aussage sie überhaupt darin annahmen. Und ob es etwas verändert hätte, wenn ich mich getraut hätte zu sagen, dass ich mich einfach nicht gut fühlen kann und ein insgesamt unaushaltbares Leben hatte.

Hilfe als Gewalt

In den folgenden Kapiteln möchte ich darlegen, was mein „Helfertrauma" ist. Auch hierbei geht es um eine komplexe Traumatisierung. Deshalb beschreibe ich einzelne Aspekte, einzelne Themen. Vielleicht fallen dir beim Lesen Verbindungen auf. Dinge, die Grund, Anlass, Ursache und Folge sein könnten. Für mich ist wenig von all dem wirklich so geordnet wie ich es hier aufschreibe. Manches klingt sehr gut durchdacht. Das meiste ist erlebt, erfühlt, erlitten und hat nicht mehr Bedeutung für mich als sich selbst.

Mir ist jetzt, beim Schreiben der dritten Version dieses Manuskriptes, klargeworden, dass es nötig ist zu wissen und zu verstehen, wie sich die frühe DIS-Diagnose und ihre soziale Konnotation auf mich ausgewirkt haben.

Wo sich Täterwille und Helfermacht verschränkten und mich zerrissen. Wo meine Rettung auch mein Tod hätte sein können, wäre ich weder autistisch noch hoch dissoziativ. Wo „gut gemeint", „richtig" und „wichtig" mich meiner Freiheit und Identität beraubt haben.

Es ist wichtig, dass darüber gesprochen wird, weil Hilfe so ein wertvolles Gut ist. Die Versorgungsrealität komplex traumatisierter Menschen ist bitter,[18] denn es gibt einfach zu wenig Angebote für bedarfsgerechte Traumatherapie — und noch weniger Angebote, die keinen traumatherapeutischen Hintergrund oder Anspruch haben.

Auch autistische Erwachsene finden kaum Hilfe, wenn sie welche wollen. Mit dem 18. Lebensjahr, oft sogar noch früher, verschwinden sie vom Radar der ambulanten Hilfewirtschaft und tauchen erst in der stationären (psychiatrischen) Pflegewirtschaft wieder auf.

Die Gewalt um Hilfen beginnt bereits mit dieser Verknappung. Denn wo Knappheit generiert wurde, wurde auch die Notwendigkeit der Diskriminierung generiert. Und wo Diskriminierung passiert, entstehen Vorurteile, die früher oder später als Legitimation für die Diskriminierung — den Ausschluss, die Vorenthaltung — benutzt werden.[19] Die Gewalt endet also nicht an dem Punkt, wo über Verknappung oder Verteilung entschieden wird, sondern ergibt sich scheinbar natürlich, ohne bewusste Absicht, einfach so, aus der damit produzierten Situation.

Keine bedarfsgerechte Hilfe zu erhalten, bedeutet für viele hilfsbedürftige Menschen eine Konfrontation mit dem Tod. Sei es als Todesangst, weil sie nicht wissen, wie sie mit ihrem Leiden (allein) weiterleben sollen — sei es als konkrete Folge unterlassener Hilfeleistung.[20] Es ist erstaunlich wie erschütternd, wie wir als Gesellschaft ausblenden, dass Systeme wie die Krankenkasse, aber auch Versorgungs- und Sozialämter kranke, hilflose und deshalb überdurchschnittlich oft arme Menschen im Grunde genommen so lange foltern bis sie keine Anträge auf bedarfsgerechte Hilfen oder die bürokratische Anerkennung ihrer Bedarfe stellen. Können. Es ist würdelos, wie mit Überlebenden dieser Dynamiken umgegangen wird. Deprimierend, wie wenig Verbindung über all das passiert. Austausch, Kontakt, Bündnis zur Veränderung, Solidarität über den sozialen Status der Einzelnen hinweg. Traumatisierend, wenn man selbst in der Situation ist und versteht: *Alle wissen, was mir passiert. Aber niemand hilft.*

In meinem Leben als unerkannt autistischer Mensch kam oft noch eine Ebene dazu:

Alle wissen, was mir passiert ist — und dass es mich traumatisiert hat.

Alle wissen, was mir jetzt passiert — und sagen: Das sind die Behandlungsbedingungen — so helfen wir.

— und es tut so weh, ist so unaushaltbar, dass es mich zerstört.

Mir ist wichtig davon zu schreiben, um zu verdeutlichen, dass es nicht nur mein Autismus war, der in meiner so lange nicht richtig wirksamen Traumatherapie nicht adressiert wurde. Es lag nicht an mir. Es lag nicht an den Menschen, die mir Helfer_in, Behandler_in, waren. Aber wir alle hatten damit zu tun. Es ist uns allen passiert.

Content Note: gewaltvolle Reaktionen auf Melt- und Shutdowns, Helferversagen, klinischer Kontext

die Ausnahmezustände

Im Leben von Menschen mit DIS ist der Begriff „Ausnahmezustand" ein relativ weiter. Für manche Betroffene ist jeder Wechsel des alltäglichen Selbstzustandes eine Ausnahme, zuweilen sogar eine Katastrophe. Für andere sind Flashbacks oder unkontrollierte Traumareaktionen (also das „sich wie im Trauma verhalten") ein Problem.

Als Flashbacks werden unkontrollierbare Erinnerungsprozesse bezeichnet, die als Reaktion auf innere wie äußere Auslösereize (Trigger) auftreten. Dabei kann es zu den gleichen Wahrnehmungen, Gedanken und Gefühlen wie in der erinnerten Situation kommen, die je nach Erinnerungsinhalt als sehr angenehm oder aber auch extrem quälend erlebt werden.

Flashbacks sind keine Erinnerungsprozesse, die zur Verarbeitung traumatischer Erfahrungen beitragen. Sie sind ungeeignet, um zu erfahren, was eine Person objektiv und faktisch erlebt hat. In einem Flashbackerleben an traumatische Erfahrungen ist die betroffene Person oft nicht in der Lage, ihr Empfinden als Erinnerung einzuordnen, weil sie es akut erlebt. Jeder Flashback enthält das Potential der Retraumatisierung, wenn das Umfeld ihn nicht als solchen an_erkennt bzw. die betroffene Person keine Möglichkeit hat, sich selbst oder mit Unterstützung zu orientieren, zu versichern, zu versorgen und die Erfahrung als abgeschlossenes Ereignis zu begreifen.

Wie alle traumatisierten Menschen entwickeln auch Menschen mit DIS mehr oder weniger elaborierte Methoden zur Vermeidung von Flashbacks. Nicht selten spielen dabei alltagsdissoziative Mechaniken eine Rolle, die dazu führen, dass Betroffene glauben, nie Flashbacks zu haben, weil die gleichen Trigger für einen Flashback zu Triggern für einen Wechsel des Selbstzustandes bzw. zu einem anderen Funktionssystem geworden sind.

Im Leben von autistischen Menschen sind Meltdowns und Shutdowns eine feste Größe. Häufig und fatalerweise als „Ausraster", „(hysterischer) Nervenzusammenbruch" oder „Wutausbruch" bezeichnet, wird der Meltdown im Leben vieler autistischer Menschen als Kommunikation fehlinterpretiert.

Tatsächlich jedoch sind Meltdowns als Reaktion auf Überforderung (im Zuge von sensorischer Überreizung, dem sogenannten „Overload") zu verstehen, deren Hauptfunktion die Entlastung der betroffenen Person ist. Manche Meltdowns gehen mit Schreien einher, oft werden Dinge zerstört, Regeln missachtet und nicht selten kommt es zu Selbst_Verletzungen. Manche Meltdowns gehen aber auch mit Sprech- und/oder Bewegungsunfähigkeit einher. Manche mit intensivem Weinen, übermäßigem Speicheln, lautlosem Schreien, manche mit (nicht epileptischen) Krampfanfällen.

Jedem Meltdown ist gemein, dass die betroffenen Menschen nicht oder nicht eindeutig erreichbar sind, ihren Zustand nicht beeinflussen können, sich häufig nicht erinnern können, was sie gesagt/getan haben und mehr oder weniger viel Scham, Hilflosigkeit und Ohnmacht darüber empfinden, was ihnen passiert ist.

Ein Shutdown tritt oft nach einem Meltdown auf und hat offenbar die Funktion der Betäubung, um eine Erholungsphase trotz (über)reizender Umgebung zu ermöglichen. Im Shutdown reagieren die betroffenen Menschen in der Regel nicht auf Ansprache. Viele ziehen sich in reizarme Umgebungen zurück oder auch in sich selbst, wenn ihnen der Umgebungs- oder Situationswechsel nicht ermöglicht wird.

Auch in Bezug auf Meltdowns und Shutdowns entwickeln viele Betroffene oft mit erheblichem Kraftaufwand und Engagement ausgefeilte Vermeidungsstrategien.

In meinem Leben sind diese Phänomene nicht so klar voneinander abgegrenzt. Als Person, die prinzipiell als Mädchen bzw. Frau eingeordnet wurde, waren meine Ausnahmezustände immer auch problematisiert, weil ich aus der mir zugeschriebenen sozialen Rolle herausfiel. Problematisiert wurde also selten nur, dass ich „ausgerastet bin", sondern auch, dass ich nicht (stereotyp weiblich) „fügsam", „kontrolliert", „verantwortlich", „einsichtig" reagierte, wenn (und wann immer) es von mir verlangt wurde.

Es war in meinem Leben erst spät von Bedeutung für mich selbst, warum ich immer wieder in unkontrollierbare (Selbst)Zustände geriet. Dass es mir passierte und meine Umwelt immer wieder so gewaltvoll darauf reagierte, dass ich Todesangst bekam, band über Jahres meines Lebens einen Großteil meiner Ressourcen.

Als Jugendliche_r hielt ich die Doppelbilder und Sinneseindrücke, die ich während der Flashbacks wahrnahm, für Symptome eines Hirntumors und meine Meltdowns für einen Beweis meiner inneren Monstrosität (und also einen weiteren Grund, weshalb mich niemand liebte, mochte oder mit mir zu tun haben wollte).

Nach der DIS-Diagnose dachte ich meine Shutdowns als mysteriös rätselhafte Spezialdissoziation, die mich auf verschlungenen Pfaden durch mein Unterbewusstsein in die Wahrheit über meine Traumata führen könnten — wäre ich nur nicht so grundscheiße und dämlich, das irgendwie nie hinzukriegen.

Erst während der Autismusdiagnostik wurde mir bewusst, dass die Ängste, die sich als einziger roter Faden durch mein Er_Leben zogen, kein Charakterfehler von mir sind (der dadurch entsteht, dass ich meine Traumata nicht verarbeitet kriege), sondern eine Reaktion auf etwas, das real und konkret begründet ist und ebenfalls beständiger Teil meines Lebens: Überforderung.

Wie in der Einleitung bereits beschrieben, geht jede Traumatisierung mit Überforderung einher. Was ich dort als „Überforderung der Verarbeitungskapazitäten" beschrieb, trifft für mich im Fall nicht traumatischer Zusammenhänge ebenfalls zu. Jeder Overload ist eine Überforderungssituation, mit jedem Overload geht das Empfinden einher, dass einfach alles zu viel ist.

In diesem Zusammenhang könnten Meltdowns und Shutdowns als Schutz(verhalten) vor einer Traumatisierung funktionieren. Die Betroffenen bauen die Spannung ab, schreien/weinen/schweigen sich die Stressoren auf Abstand und unterbrechen in jedem Fall die überfordernde Situation. Sei es, dass sie im Shutdown dissoziieren oder nach einem Meltdown (von anderen Menschen) aus der Situation dissoziiert (entfernt/isoliert) werden — ihnen kann durch diese Reaktion gelingen, was in Gewaltsituationen, bei Naturkatastrophen oder im Leben in Krisengebieten nicht gelingt: die Unterbrechung der Überforderungssituation, der Spannungsabbau und die Einleitung einer Regenerationsphase.

In meinem Fall hat die Mechanik meiner dissoziierten Funktionssysteme diese Unterbrechung häufig eingeleitet. Manchmal mit Hilfe von Meltdowns, häufiger jedoch mit Shutdowns.

Ein Beispiel:

Während meines letzten Klinikaufenthaltes in einer Klinik für Psychosomatik erlebte ich einen Meltdown in einem Gespräch mit der behandelnden Stationsärztin und der behandelnden Psychologin. Diesen Klinikaufenthalt bezeichne ich im „Blog von Vielen“ als „Klinik-GAU“, weil er von Anfang bis Ende tatsächlich der „größtmöglich anzunehmende Unfall„ war, der mir in meiner Situation hatte passieren können.

Ich hatte mich um eine Aufnahme bemüht, weil ich mich nach der Autismus-Diagnose in einer maximalen Überforderung befand. Ich hatte kein Erfahrungswissen über mich in dieser Situation, hatte bei weitem nicht mehr die dissoziativen Fähigkeiten wie als Jugendliche_r und junge_r Erwachsene_r und kam nicht schnell genug damit hinterher zu verarbeiten, was die zusätzliche Diagnose für mich und meine eigene Geschichte bedeutete.

Aus meiner Perspektive war ich von Anfang an darum bemüht — meiner maximalen Überforderung mit mir selbst zum Trotz — mich an den Klinikbetrieb und seine Anforderungen anzupassen. Mir war klar, dass ich ohne meine Assistenzhündin dort sein und öfter am Tag zwischen meiner Wohnung und der Klinik hin- und herfahren musste, um sie zu versorgen, aber auch jeden Behandlungstermin wahrzunehmen.

Mir war klar, dass ich permanent als Frau misgendert werden würde und auch keine Rücksicht darauf genommen werden könnte, dass ich schon jahrelang nicht mehr meinen Ausweisnamen in der Ansprache wünschte, weil dieser massive Dysphorie[1] und Traumaerinnerungsprozesse in mir auslöste. Mir war klar, dass ich viel Zeit in einem großen hallenden Raum und in Gruppen, die sowohl inhaltlich als auch formell reglementiert sind, verbringen würde. Mir war klar, dass es für mich extrem anstrengend werden würde, meine Ängste zu kompensieren, die mit neuen Behandler_innen und deren Blick auf mich einhergingen. Wir war klar, dass das Behandlungskonzept dieser Klinik nicht an DIS-Patient_innen mit tertiärer Dissoziationsstruktur anpasst ist. Mir war klar, dass die generelle Annahme über mich sei, dass ich schon alles über DIS wüsste und an mir selbst reflektieren könnte. Mir war klar, dass man sich dort nicht mit Autismus auskennt und mir dabei helfen können würde, mich in dieser zusätzlichen Diagnose zu finden. Mir war klar, dass man mir mehr als ein allgemeines Stabilisierungsangebot nicht machen könnte. Und mehr als das brauchte und wollte ich nicht.

Nichts hätte mich darauf vorbereiten können, dass ich so umfassend missverstanden werde. Dass so umfassend an mir vorbei kommuniziert werden würde, dass praktisch keine Kommunikation stattfand. Dass ich diese Klinik, in der ich zuvor immer gestärkt wurde, so schwer verletzt verlassen würde.

---

1 Dysphorie ist das Gegenteil von Euphorie, einem außerordentlich angenehmen Hochgefühl.

Von Anfang an wurde jeder meiner Versuche zu vermitteln, was ich brauche, um mich zu entlasten (um Krampfanfälle, Meltdowns, Wechsel des Selbstzustandes und allgemeine Unfähigkeit zur therapeutischen Mitarbeit zu verhindern) als Angriff auf die Klinikroutine und/oder die soziale Hierarchie eingeordnet. Und als die Symptome kamen (wenig überraschend nach zwei Wochen konstanter Überforderung sämtlicher Kapazitäten), wurden sie als Argument benutzt, mich nicht weiterzubehandeln. In vollem Bewusstsein dafür, dass die Wartezeit in spezialisierten Fachkliniken zwischen anderthalb und drei Jahren beträgt. Wohl wissend, dass ein Psychiatrieaufenthalt nicht zur Stabilisierung taugen würde. Wohl wissend, dass man mich maximal instabil in eine ambulante Therapie entlassen würde, die ich kaum nutzen konnte.

In dem Gespräch zu meiner Entlassung war er dann passiert. Der Meltdown. In dem ich schrie, was ich immer wieder und wieder und wieder in den Tagen vorher gesagt hatte: Ich kann das nicht.

In dem ich Deko zerstörte und unkontrollierbar weinte. Nach dem ich aufgefordert wurde, das Zimmer wieder aufzuräumen, statt meine (emotionalen wie körperlichen) Verletzungen zu versorgen und mich zu erholen.

Ich wähle dieses Beispiel, weil ich keinen Anlass habe anzunehmen, dass diese Situation von meinen Behandler_innen überhaupt als Meltdown verstanden wurde. Als etwas, das mir genauso wie ihnen passiert ist. Als etwas, das mit Überforderung und maximaler Überreizung zu tun hatte und nicht mit dem Versuch der Manipulation.

Und ich wähle das Beispiel, weil ich kein Kind und kein_e Jugendliche_r war. Ganz ähnliche Situationen habe ich nämlich vorher schon in kinder- und jugendpsychiatrischen Einrichtungen erlebt, wo man mir allerdings selten eine Verantwortung für diese Zustände gab, sondern sie sehr viel schneller als Zeichen für Überforderung und den Mangel an Kompensationsfähig- und -fertigkeiten einordnete. Je älter ich jedoch wurde — und je mehr Wissen und Kompetenzen mir (ohne jede Überprüfung dieser Annahme) zugetraut wurden — desto häufiger galten Melt- und Shutdowns, aber auch Wechsel der Funktionssysteme als nonverbale Kommunikationsmittel oder Ausdruck m.einer Krankheit.

Nach diesem Meltdown in der Klinik blieb ich über Wochen in einem traumafunktionalen Shutdown. Maximal dissoziiert und suizidal, abgetrennt von dem, was mich ausmacht und was von Relevanz ist, um das eigene Leben zu sichern. Erst vier Jahre später hatte ich wieder den Mut darauf zu bestehen, dass jemand „psychologisches" — meine Therapeutin — anerkennt, dass mein Autismus kein künstlicher Zusatz meiner Traumafolge ist. Dass ich kein traumatisierter Mensch mit Autismus bin, sondern ein autistischer Mensch mit komplexen Traumafolgen.

Die sozialen Folgen von Meltdowns waren für mich immer schon verheerend. Denn für mich war die beste Reaktion von Erwachsenen lange die, dass sie mich deshalb verprügeln, vor einer Gruppe beschämen, einsperren, mir Essen und Trinken, Toilettengänge oder ähnliche Handlungen zur Sicherung des Überlebens verbieten. Das mag paradox erscheinen, aber mir kamen Strafen wie diese immer kongruent vor. Im Meltdown bin ich gefährlich für mich und andere — warum sollte die Strafe dafür also nicht auch gefährlich für mich sein?

Schlimmer — viel, viel schlimmer und das bis heute — ist es, wenn meine Mitmenschen Unsicherheit oder Angst im Kontakt mit mir haben. Sich hilflos fühlen und mir gewissermaßen den Auftrag geben, sie zu versichern, ohne dass ich mich selbst sicher fühlen kann. Zum Beispiel, weil ich auf ihre Unterstützung zählen kann.

Soziale Interaktionen wie diese sind extrem anspruchsvoll für mich, weil ich in ihnen noch mehr als in anderen Situationen darauf angewiesen bin zu wissen, was in der anderen Person vor sich geht — mir diese Perspektivenübernahme aber besonders nach einem Meltdown im Grunde unmöglich ist.

Dass andere Menschen aber nicht annehmen können, dass ich nach dieser Erfahrung des absoluten Kontrollverlustes über mich selbst auch Angst habe, mit noch mehr Scham, noch mehr Anspannung, noch mehr Stress durch noch höhere Erwartungen an mich selbst und mein „richtiges" Funktionieren überhaupt wieder in den Kontakt gehe, ist das Schlimmste für mich. Denn natürlich bin ich für mein Verhalten allein verantwortlich — für den sozialen Raum, in dem ich mich verhalten muss/soll/kann/darf, jedoch nicht. Wenn allerdings angenommen wird, ich könnte steuern, wann mir ein Meltdown passiert (weil man ihn für einen trotzigen Wutausbruch von jemandem hält, die_r nur seinen Willen durchsetzen will, weil sie_r seinen Platz in der Hierarchie nicht akzeptieren will, weil sie_r ein in den Narzissmus traumatisierte_r Patient_in ist ... zum Beispiel), dann wird diese Ebene ausgeblendet und somit ein Stressor begünstigt, der gar nicht anders wirken *kann*, als Überforderung zu generieren, die nicht durch gemeinsame Kommunikation und Interaktion reduziert werden kann.

Es gibt in mir einige Selbstzustände, deren einzige Funktion ist, solche „post-Meltdown“ aber auch „post-Wechsel zu antisozialen / selbstzerstörerischen / (früh)kindlichen / übergriffigen / „frechen“ / täter_innenloyalen oder -identifizierten Selbstzuständen und Funktionssystem“ -Situationen zu managen, um zu überleben.

Aber auch, um Overload-Situationen zu kompensieren.

Mir war lange nicht klar, dass meine Alltagsängste aus Überforderung heraus entstehen, weil ich weite Teile meiner Überreizungserfahrung und Überforderungsgefühle dissoziiere. Meine Hauptfunktion im Alltag ist das Angstmanagement, das nötig wird, weil die Überforderung nicht adressiert wird. Meine Überforderung kann häufig nicht adressiert werden, weil ich selten überfordert *wirke*. Ein komplizierter Scheißezirkel.

Meltdowns und Shutdowns sind gewissermaßen die einzige Chance für mich, diesen Zirkel zu beenden und mich in den Funktionssystemwechsel und darüber in die Regeneration zu zwingen, weil ich noch viel zu wenig stabil mit meinen anderen Funktionssystemen assoziiert bin, um auf Überforderung nicht mit Dissoziation zu reagieren. Auch bemerke ich oft erst an einem Meltdown, dass ich einen Overload kompensiert habe.

Für mich sind Shutdowns eine Art „unvollständige Dissoziation“, weil ich darin selten ganz nichts mehr wahrnehme, gleichzeitig aber vollständig (authentisch) handlungs- und entscheidungsunfähig bin.

Ich kenne zwei Stufen des Shutdowns. In der ersten Stufe kann ich mich aktiv zurückziehen und, wie ich es nenne, „eine Weile nicht sein“. Ich starre an die Wand oder vor mich her, denke nichts, fühle nichts — finde das weder unangenehm noch will ich den Zustand beenden. Es ist wie eine Art leicht hinnehmbares leer werden. Ich bin hinterher erschöpft und „der Weg in Worte„ ist enorm lang, aber ich kann meine Basisversorgung ohne fremde Hilfe sicherstellen. Nach ein bis zwei Tagen fühle ich mich wieder „voll“.

Die zweite Stufe ist der Krampfanfall.

Diagnostisch als dissoziative Krampfanfälle von Epilepsie abgegrenzt, habe ich sie lange als Triggerreaktion und damit ausschließlich traumabedingt eingeordnet.

Tatsächlich erlebe ich vor allem dann Krampfanfälle, wenn (früh)kindliche Funktionssysteme in mir aktiv sind. Diese Systeme haben die Funktion, Unaushaltbares zu ertragen, dabei lieb zu sein, keine Forderungen zu stellen und komme was wolle durchzuhalten, obwohl gar kein Verständnis oder Begreifen dafür vorhanden ist, was warum passiert oder verlangt wird. Das gilt für Misshandlungserfahrungen genauso wie für sensorische Überreizung bei gleichzeitigem Druck, sich dem nicht zu entziehen (weil es bestraft wird und zu dieser Strafe eine Gefahr für das eigene Leben gehört).

Trigger können sehr generalisiert sein und Überforderungsgefühle sind einer dieser generalisierten Trigger bei mir. Bevor sie jedoch einen Krampfanfall auslösen, lösen sie immer erst verschiedene kompensierende Funktionssystemwechsel aus. Der Anfall selbst ist wie eine Notabschaltung am Ende einer langen energieintensiven Kompensationsreihe.

Wird er mir nicht von meiner Assistenzhündin angezeigt, stürze ich, krampfe, verliere Urin und den Bezug zu allem, was passiert. Seltener ist, dass ich den Anfall vorher kommen fühle und mich hinlegen kann.Ist der Anfall vorbei, dauert es je nach Reaktion des Umfeldes, bis ich wieder sprechen und handeln kann. Heute wissen die Menschen, mit denen ich zu tun habe, Bescheid. Sie wissen, dass mich dann anzufassen oder immer wieder anzusprechen bedeutet, mir Schmerzen zuzufügen. Dass ich keinen Krankenwagen und erst recht nicht den nächsten überreizenden Zeitraum in einem Krankenhaus brauche, sondern Ruhe, Alleinzeit, sensorische Integration (durch meine Assistenzhündin, eine schwere Decke, Selbstverletzung).

Bis ich nach einem Krampfanfall wieder wirklich in der Lage bin, Gesagtes zu verstehen und in seiner Bedeutung zu erfassen, dauert es oft Stunden. Die körperliche Erholungszeit bis zu einer Woche.

Früher stärker noch als heute habe ich mir diese Erholungszeit nicht zustehen können und in der Regel auch nicht zugestanden bekommen, weil ich durch die verbalen und sozialen Skripte, die mich nach einem Anfall fit und klar wirken lassen, nicht so ruhebedürftig wirke wie ich bin. Die gleichen Gründe, die mich in den Shutdown brachten, hielten mich entsprechend häufig durchgehend in dem Überforderungsniveau kurz davor, sodass auch immer wieder die gleichen Funktionssysteme aktiviert (und trainiert) wurden.

Dennoch sind Krampfanfälle wirksam. Sie sind auffällig, sie sind unübersehbar und eindeutig ein Problem. Sie zeigen an, dass ich Hilfe brauche und die Umgebung / die Situation verlassen muss. Es gibt kaum ein soziales Umfeld, das im Fall eines Krampfanfalles nicht versteht, dass ich etwas von ihm brauche, um (wieder) gut/richtig/gesund zu funktionieren. Allerdings sind Umfelder, in denen ich immer wieder Krampfanfälle erlebe, in der Regel eher Schlachtfelder, in denen ich nicht gut, richtig, gesund sein kann.

Eine Einsicht, die ich kaum entwickle, wenn ich mich „durch die chronische Überforderung durchdissoziiere", um angepasst auf das Umfeld zu funktionieren und in Folge dessen amnestisch oder unempfindlich für meine Belastung, meine (Todes)Ängste und mein Leiden darunter bin. Genau so aber funktioniert eine Psyche mit dissoziativer Identitätsstruktur. Bis man sie aktiv verändert. Wenn die Umstände stimmen.

Content Note: Suizidalität, Kernelemente von Traumatisierung, „autistic burnout"

die Suizidalität

Zu jedem Trauma gehört das Moment der Angst zu sterben. Das ist gewissermaßen der Kern dessen, was ein Trauma auszeichnet. Die Angst sterben zu können, der Gedanke, so schwer verletzt zu sein, dass man sterben könnte, die Befürchtung, dass andere Menschen eine_n so ablehnen, dass man von ihnen nie Schutz, Wohlwollen, Versorgung etc. erhält und man deshalb stirbt und so weiter.

Wer während einer Traumatisierung dissoziiert, und das tun alle Menschen in einem gewissen Umfang, hat, je nach Schweregrad der Dissoziation, Häufigkeit der Traumatisierung, persönlichen Resilienzfaktoren und sozialem Umfeld, mehr oder weniger große Schwierigkeiten bei der Verarbeitung (der Assoziation des Erlebten mit sich selbst, den eigenen Werten und dessen Bedeutung für das eigene Weltbild und die Identität).

Viele Menschen stellen sich traumatisiert zu werden so vor, dass jemandem etwas passiert — sagen wir ein Ereignis, dessen Bestandteile wie auf einer Schnur aufgereiht hintereinander weg passieren und eines davon bleibt gewissermaßen in der traumatisierten Person stecken. Dieser Vorstellung folgt dann oft die Idee, dass Flashbacks oder auch Albträume oder spezifische Ängste, die den Betroffenen in der Folge die diagnostizierbare „posttraumatische Belastungsstörung" in den Alltag bringen, eine Art Entzündungsreaktion auf das steckengebliebene Element ist. In dieser These sind Suizidgedanken eine Reaktion auf die verbliebenen Elemente der Todesangst. Eine Art geistiger Dreh aus der Angst zu sterben in die Überzeugung sterben zu müssen oder vielleicht sogar zu sollen. Oder kaum noch an etwas anderes als den Tod und das Sterben denken zu können und darüber das Leben als nicht mehr lebenswert empfinden zu können.

Für mich, die_r bereits früh in der Kindheit traumatisiert wurde und auch später im Leben immer wieder traumatisierende Erfahrungen gemacht hat, verschob sich das traumatisierende Moment nach vorne. Es war nicht mehr traumatisierend, dass ich geschlagen oder vergewaltigt wurde, sondern, dass ich wusste, dass es passieren würde — und dass ich wusste, nichts dagegen tun zu können; dass ich wusste, dass ich es nicht erzählen können würde, weil ich mich nicht genau und deutlich genug erinnern können würde; dass ich wusste, dass, was ich erlebt hatte, selbst dann, wenn andere Menschen dabei waren, nicht als für mich extrem belastend, geschweige denn traumatisch, verstanden werden würde und dass ich wieder mit einer unauflösbaren Unverständlichkeit in meinem Leben umgehen musste — und jedes Mal möglicherweise wirklich sterben könnte.

Ich gehe soweit zu sagen, dass mich in der frühen Pubertät (aber vielleicht auch früher) schon die ständige Aussicht auf das „neuerlich traumatisiert sein" traumatisiert hat und dass das ein Faktor war, der meine Suizidalität initial auslöste. Ich dachte mir den Tod wie eine lange Version des absoluten Nichtsmehrseins, das mir jeden Tag passierte, weil ich in permanenter Erschöpfung versuchte, „normal" zu sein, während so viel überhaupt nicht normal war.

Das „absolute Nichtmehrsein" ist eine Empfindung, die viele stark dissoziierende Menschen mit meinem Gewalthintergrund teilen: Die außerordentliche Entlastung, die mit dem kurzen Moment des „Sterbens" (der maximalen Überreizung, dem absoluten Vernichtungsschmerz, dem Moment der Stille nach der Überzeugung: „Jetzt sterbe ich") auch einhergehen kann. Es ist eine tiefe Ruhe, eine Stille, die mit nichts auf der Welt nachzustellen ist, die absolute Loslösung von allem.

Dieses Empfinden von Entlastung könnte in mir aufgebaut haben, was Thomas Joiner in seiner „interpersonal-psychological theory of suicidal behavior"[21] als „suicidal capability" („Suizidfähigkeit") bezeichnet und neben dem Gefühl des Nichtverbundenseins und dem Gefühl, eine Belastung für andere Menschen zu sein, als dritten Hauptfaktor für Suizidalität behandelt.

Im integrativen motivational-volitionalen Modell suizidalen Verhaltens[22] spielt diese Fähigkeit jedoch erst in der akuten letzten Phase eine Rolle. Als einen Suizidversuch oder Suizidgedanken motivierend werden in diesem Modell zwar ebenfalls das Gefühl der gescheiterten Verbundenheit und das Gefühl eine Belastung zu sein behandelt, jedoch als „motivational moderators" neben „threat to self moderators" gestellt, die sich aus Schwierigkeiten des Problemlösens, Grübelns, Gedächtnisproblemen und Schwierigkeiten bei der Bewältigung von Herausforderungen ergeben.

In einer Studie, in der Joiners Theorie auf autistische Menschen angewendet wurde[23], wurde darüber gemutmaßt, ob es ebenjene „threat to self moderators“ sind, welche die bis zu neunfach erhöhte Suizidrate unter erwachsenen autistischen Menschen erklärt. Ein Ergebnis ist, dass die angenommene Wechselwirkung von Belastung und vereitelter Zugehörigkeit häufiger bei autistischen Menschen beobachtet wurde als bei nicht-autistischen. Dass es also weniger die ganz eigenen Empfindungen von sich selbst und die eigenen Fähigkeiten sind, die Suizidalität motivieren, sondern die gescheiterte Verbindung mit der sozialen Umwelt.

Ich glaube heute, dass ich in der 7. Klasse meine erste Erschöpfungsdepression entwickelte. Das sogenannte „autistic burnout“[24]. Eine Annahme, die sich neben meinem Empfinden damals, daraus ergibt, dass meine erste psychiatrische Diagnose die einer Anpassungsstörung war und eine klinische Depressivität vorlag.

Das „autistic burnout“ geht mit tiefgreifender körperlicher wie mentaler Erschöpfung einher, die sich aus der andauernden Anstrengung der Anpassung und Symptomkompensation entwickelt. Seine Folgen dürften sich kaum von denen unterscheiden, die an Menschen beobachtet wurden, die durch chronischen Stress am Arbeitsplatz ein Erleben von „Burnout“ entwickeln: Schwierigkeiten der Emotionsregulation[25] sowie strukturelle Veränderungen der Amygdala[26].

Besonders vom „autistic burnout“ betroffen scheinen autistische Menschen zu sein, die nicht wissen, dass sie autistisch sind, aber auch autistische Menschen, die durch ihre Sprachfähig- und -fertigkeiten tendenziell eher überfordert werden, etwa bei der Arbeit oder in der Schule. Es kommt zu Schlafproblemen, depressiven Episoden, mehr Stimmingverhalten[2], mehr Situationen, die zu Melt- oder Shutdowns führen, weil Probleme mit der sensorischen Wahrnehmung zunehmen.

Ein autistisches Burnout ist ein unfassbar quälender Zustand. Und dass die nicht-autistische Umwelt ihn oft weder an.erkennt noch bereit ist, an einer Entlastung mitzuwirken, ist häufig ein traumatisches Moment, weil es den Umfang des Scheiterns an Verbindung, als unausweichlich, unveränderlich aufzeigt.

---

2 Als Stimming wird „selbststimulierendes Verhalten“ bezeichnet. Ein Verhalten, das viele Autist_innen als beruhigend, versichernd und allgemein angenehm und sehr wichtig für sich beschreiben. In psychologischen Fachbüchern wird Stimming als „restriktive, repetitive Verhaltensweisen, Interessen und Aktivitäten“ pathologisiert.

die Todesangst

Mit der Todesangst war es wie mit viel zu heißem Wasser für mich. Irgendwann ist es so heiß, dass es auch kalt oder ohne jede Temperatur sein könnte, weil es einfach nur noch *ist*. Mit etwa acht oder neun Jahren gab es keine „nur ängstigenden" Situationen mehr für mich. Sobald etwas mein Selbst- und Umweltempfinden irritierte, fühlte ich Todesangst und war den Konsequenzen hilflos ausgeliefert. Ich nahm meine Gliedmaße wie Verfolger wahr, Umgebungsgeräusche und -gerüche wie eine sensorische Vergewaltigung meines Inneren. Es gab immer wieder Situationen, in denen ich mich selbst dabei beobachtete, wie ich meine Verhaltensskripte abhandelte und absolut nicht mit meinem Empfinden von Todesangst verbinden konnte. Ich habe durchaus gezeigt und auch gesagt, dass ich Angst hatte. Oder dass mir etwas sehr weh tat. Aber mein Umfeld konnte nicht angemessen darauf reagieren. Es konnte mich demütigen und schlagen, es konnte mich kränken und versuchen mich abzuhärten, aber nicht empathisch mit mir interagieren. Mich nicht entlasten, mich nicht ermächtigen zu verstehen, was mit mir passierte.

Das Trauma passierte nicht mehr nur durch den wiederholten, direkten, gezielten, gewollten Angriff auf meinen Körper und seine Funktionen, sondern auch durch die Zeit danach, in der es keine Erholungsphase und keine Chance zum Selbstschutz in der Zukunft gab, weil meine Verarbeitungskapazitäten keinen anderen Reaktionsmodus mehr als den auf einen möglicherweise tödlichen Angriff ermöglichen konnten.

Ich war nicht mehr in der Lage — ich war nicht mehr fähig — irgendetwas in seiner tatsächlichen Bedeutung für mich zu erfassen.

Inmitten eines traumatischen Erlebens ist nichts mehr von Bedeutung, weil davon nichts mehr (für) wahr.genommen werden *kann*. Selbst das, was da passiert, ist nicht mehr relevant. Man ist nichts, man ist niemand, da ist nur noch irgendwas und es bedeutet nichts anderes als *dass* da etwas ist. Diesem Empfinden zum Trotz hat man aber Todesangst — man hat sie nur nicht mehr bewusst als Gedanken oder Wort oder körperlich verortbare

Empfindung, sondern nur noch als lose umherschwirrende Reizinformation ohne jeden Zusammenhang – ohne Anfang und, was für die Lebensqualität nach dem Trauma von besonderer Relevanz ist, auch ohne Ende.

die psychische Krankheit

Ich glaube, dass ich nie irgendeine meiner so eingeordneten „psychischen Krankheiten“ entwickelt habe, weil ich, eine autistische Person, von extremer, langanhaltender Gewalt in einem sozialen Kontext, der mir nicht bei der Verarbeitung geholfen hat, komplex traumatisiert wurde. Ich glaube, dass es geschah, weil ich versucht habe, mir selbst (wieder)herzustellen, was mir das Erleben toxischen Stresses durch maximale Überreizung verunmöglicht hat: die kongruente Wahrnehmung von Sinn, Bedeutung und Bezug.

Die Verortung psychischer Krankheiten, als individuellen Menschen inne und diese allein betreffend, verhindert die Anerkennung von psychischer Krankheit als Versuch der Erfüllung von existenziellen Grundbedürfnissen in einer Gesellschaft, die sich weigert, sich als Teil dieses Grundbedarfs zur Verfügung zu stellen bzw. die Bereitschaft dazu an so hohe Bedingungen knüpft, dass viele Menschen zwangsläufig daran scheitern.

Auch wird so die Anerkennung des Empfindens der erkrankten Personen als in ihrem Leben bedroht verunmöglicht, was wiederum nur mit der gesamtgesellschaftlichen Abwehr des Bewusstseins über die eigene Sterblichkeit und in der Folge tief in die Kultur hineingepflegten Ableismus zu erklären ist.

Sinn, Bedeutung und Bezug sind keine allein vom Individuum geschaffenen Werte. Sie sind kein Konstrukt des Intellekts, sondern immer auch eines der direkten wie indirekten Er_Lebenswelt. Kein Mensch tut etwas ohne Sinn, ohne Bedeutung, ohne Bezug. Alle Menschen übertreffen sich und ihre Vorstellungen, sobald ihr Handeln von Sinn, Bedeutung und Bezug für sie ist.

Und als soziale Wesen, die ohne ebendiese Eigenschaft des sozialen Miteinanders gar nicht erst auf die Welt kommen, ist der Bezug, den wir zueinander konstruieren, die einzige Chance zur Reflektion und Neuentwicklung von Wahrheiten über das (Trauma_)Üb.Er_Leben.

Content Note: (Kinder- und Jugend) Psychiatrie, Ausnutzen dissoziativer Funktionsmodi, Helferversagen

die Kontrolle

Für die meisten Vielen beginnt die Erzählung über das eigene Vielesein mit der Schilderung eines Chaos. Viel Unberechenbarkeit, Unvorhersehbarkeit, dem (vorübergehenden) Verlust von Kontrolle über sich selbst und das eigene Leben. Erst nach und nach lassen sich Muster erkennen. Wird deutlich, dass es durchaus absehbar ist, wann was welche Reaktionen, welche Innens aus welchen Funktionssystemen aktiviert und dass diese Reaktionen in der Regel ganz klaren Funktionsbereichen zuzuordnen sind. Diese Mechanik beschreiben Onno van der Hart, Kathy Steele und Ellert Nijenhuis in ihrem Buch „Das verfolgte Selbst, strukturelle Dissoziation und die Behandlung chronischer Traumatisierung“ so umfassend und ausführlich, dass ich sie hier nur mit meinen Erfahrungen illustrieren möchte.

Meine (von mir kongruent empfundene) Erzählung über mich selbst beginnt in einer Klinik für Kinder- und Jugendpsychiatrie. Ich war 16 Jahre alt, hatte Alltagsamnesien, ohne es zu bemerken, schwankte ständig zwischen ängstlicher Depression und Selbstzerstörung und hatte mehrere lebensgefährliche Suizidversuche hinter mir, die ich mir nicht einmal richtig erklären konnte. Ich erlebte kein inneres Chaos, weil ich noch kein Konzept von innerer Klarheit hatte und mich befasste auch nicht sonderlich, was ich bis dahin erfahren hatte. Ich erlebte Flashbacks, die mir zusammenhanglos erschienen. Ich wusste, dass es mir sehr schlecht ging, wenn meine Eltern Kontakt mit mir hatten und dass ich ständig um die Themen Sterben und Tod, Leiden und Qual kreiste, aber nie zu einem Schluss kam, weil sich nichts von Bedeutung für mich darstellte.

Zu dieser Zeit in meinem Leben konnte ich mich auf folgendes immer verlassen: Zu rauchen und Kaffee zu trinken, am besten irgendwo draußen, versetzte mich in einen Zustand, in dem ich innerlich neben jemandem sein konnte, dessen mutige Kraft und selbstbewusste Sicherheit dem Leben gegenüber ganz außer Frage stellte, ob ich ok wäre in dieser Welt. Dieses Nebenan, dieses Innen, nimmt sich als junger Mann wahr. Kräftig, widerstandsfähig, Unkraut, das nicht vergeht und seinen Weg findet.

Ich konnte mich auf sein Auftauchen verlassen, so wie ich mich darauf verlassen konnte, dass das soziale Umfeld ihn mochte. Denn neben seinen inneren Eigenschaften verfügt er auch über Fertigkeiten des sozialen Miteinanders, die die Anbahnung von freundlichem Kontakt ermöglichen. Er wird in der Regel toleriert. Kann Witze, kann frech, aber liebenswürdig. Kann ernst, aber nicht bedrohlich. Eine insgesamt sympathische Mischung, die es sehr leicht macht, sowohl Bindungs- als auch Schutzbedürfnisse zu erfüllen. Gleichzeitig war er damals noch sehr taub für den Körper. Schmerzen, Hunger, den Drang aufs Klo zu gehen, zu enge, zu dünne oder zu dicke Kleidung, die eigene Körperform, die Grenzen der Belastbarkeit waren für ihn nie Thema. Sein grundsätzliches Erregungsniveau ist bis heute die leichte Überregung. Also der Erregungsbereich, in dem erhebliche Anspannung vorliegt, aber höhere Funktionen wie Sprechen, (sozial verträglich) Interagieren, strukturiertes Denken und ähnliches durch Prompting (vom Außen angetragene Reize, Hinweise, Erinnerungen) gerade noch gut funktioniert.

Ich war von einer offenen Regelstation auf eine in der Regel geschlossene Akutstation verlegt worden, nachdem klar war, dass ich immer wieder geschlossen untergebracht werden müsste. So war ich also de facto immer eingesperrt, obwohl es keinen richterlichen Beschluss dazu gab — aber es gab immer irgendeine_n Mitpatient_in, die_r einen hatte und so war die Tür fast immer abgeschlossen. Ein Umstand, der immer triggernd wirkte und dazu führte, dass es so gut wie nie eine ganz grundlegende Entspannung, ein ganz normales, mittleres Erregungsniveau in mir gab.

In manchen Phasen, häufig durch Patient_innenentlassungen, neue Patient_innen in Extremzuständen, aber auch Themen in der Psychotherapie und nicht zuletzt auch Kontaktaufnahmen mit Täter_innen im „Freigang“ auf dem Klinikgelände angestoßen, kam es bei mir so immer wieder zu Wechseln in Extremzustände, die mit Selbst- und Fremdgefährdung einhergingen. Darauf wurde immer mit Überwältigung, Fixierung, Medikamenten reagiert.

Bis ich herausfand, wann er, der Anarchopunk mit Nikotinsucht, auftauchte und es einer Betreuerin erzählte. Es sollte danach oft vorkommen, dass ich zu Kippe und Kaffee in den Innenhof „eingeladen“ wurde, wann immer es Anzeichen dafür gab, dass ich von Vorgängen auf der Station stark berührt werden (und die Kontrolle verlieren) könnte. Das passierte so oft, bis sich dieser Selbstzustand völlig selbstständig einstellte — also der Wechsel passierte, bevor mich jemand darum bat, doch bitte nicht mehr ich selbst zu sein und in die absolute Todesangst eines vielleicht zwei Jahre alten Kindes zu rutschen, das nicht versteht, dass eingesperrt, überwältigt und betäubt zu werden heute etwas völlig anderes bedeutet als es glaubt.

Davon zu erzählen fühlt sich nicht gut für mich an. Und am liebsten würde ich davon auch nicht erzählen, denn ich weiß, dass solche Berichte von Leugner_innen der DIS und Menschen, die ideologisch motivierte Gruppengewalt als eine Ursache der Krankheit ausschließen, benutzt werden, um sie als „von Therapeut_innen gemacht“ zu rahmen.

Aber.

Ich weiß auch, dass solche Dynamiken nicht öffentlich zu machen bedeutet, Gewalttaten an DIS-Patient_innen zu verschweigen und so auch zu verdecken, dass die Anpassungsleistung, die die DIS darstellt, nicht in dem Moment aufhört, wo niemand mehr schaden oder konkrete Funktionssysteme erschaffen *will*.

Meine Grundannahme zu dem, was mir damals in dieser Klinik passierte, ist, dass mir niemand schaden wollte. Ich bin fest davon überzeugt, dass mir geholfen werden sollte. Dass sich alle darum bemüht haben. Ich habe die zuweilen liebevolle Zuwendung gespürt. Ich habe wahrgenommen und begriffen, dass man mich als tiefgreifend traumatisierten Menschen gesehen hat und glaubte, dass man mir gut tun würde. Ich habe aber auch gespürt, dass sie genauso wenig wie ich wussten, was da eigentlich warum wie genau in mir drin passierte und mit einem Konzept arbeiteten, das nicht am Er_leben und Funktionieren von (autistischen) Menschen unter 18 Jahren entlang entworfen wurde. Ich wusste, dass ich das Objekt war, wegen dem es zu Fortbildungen kam, an denen die ganze Belegschaft teilnahm. Und ich wusste genau, dass ich dem nichts — aber auch wirklich gar nichts, zu keinem Zeitpunkt — entgegenzusetzen hatte. Ich konnte nicht weg. Ich konnte niemandem sagen: „Hey, ja cool, dass ihr jetzt wisst, wie meine Kernkaputtheit heißt und so, aber kann vielleicht jemand anderes bei der ‘Livearbeit mit DER (mir völlig fremden) Koryphäe auf dem Gebiet’ angeguckt und beurteilt werden?“

Ich konnte meine Eltern nicht anrufen und sagen: „Hey, also irgendwie werd ich hier wohl so halblegal gefangengehalten und als Anschauungsobjekt benutzt — könnt ihr vielleicht ... ich weiß nicht... mich schützen? So als minderjährige Person hab ich doch irgendwie Anrecht darauf?“ Da war niemand. Es gab keinen Schutz. Kein Entkommen. Nur die permanente Konfrontation mit Dingen, die mich emotional wie kognitiv global überfordert haben und ein Umfeld, das nichts davon durch weniger Funktion oder verändertes Verhalten oder eine psychische Krankheit hat erkennen können. Denn ich war schon krank, mein Verhalten *sollte* sich durch all das ändern und ich entwickelte ein komplettes Funktionssystem, ausschließlich um diese am Ende anderthalb Jahre — in einem chronisch gewaltvollen Kontext, in dem ich immer wieder unvorhersehbar und ohne jede Selbstbestimmung der Invasion meines Inneren, meines Körpers, meiner sozialen Rolle(n) ausgesetzt war — zu überstehen:

die Rosenblätter — ein Funktionssystem, das es schafft, einen Psychiatriealltag, ein Leben ohne Familie oder andere nicht professionalisierte Bezugspersonen als psychisch kranke Person zu kompensieren und sich der Frage zu stellen, wie das Leben geht.

die Studien

Man hat herausgefunden, dass nicht-autistische Menschen Schwierigkeiten haben, den mentalen Status autistischer Menschen zu identifizieren[27], ihren Gesichtsausdruck zu lesen[28] und autistische Menschen eher als egozentrisch einordnen als nicht-autistische Menschen[29]. Sie sind weniger bereit, mit autistischen Menschen zu interagieren[30] und überschätzen (in möglicherweise vielen Situationen), wie hilfreich sie für eine autistische Person sind[31]. Entsprechend sollten weder Schwierigkeiten in der sozialen Interaktion und Kommunikation, noch deren katastrophale Aus_Wirkungen wundern — wenn man denn weiß, dass man innerhalb einer autistisch-nicht-autistisch-Konstellation interagiert.

Die psychiatrische (wie psychologische) Beurteilung von Menschen mit Autismus-Spektrum-Störung (und sogenannter „geistiger Behinderung„) ist generell herausfordernd. Sie verlangt ein jederzeit abrufbares Allgemeinwissen über alles, was als „psychische Krankheit" diagnostizierbar ist, sowie einigermaßen fundiertes Wissen vom Autismus-Spektrum an sich. Gleichzeitig ist aber auch ein Wissen darüber nötig, wie sich seelisches Leiden („psychische Störungen") bei autistischen Menschen präsentiert.[32] [33] [34] [35]

Jedoch ist es so, dass die meisten Anbieter psychiatrischer wie psychologischer Hilfen nicht speziell geschult sind und es inzwischen auch Berichte darüber gibt, wie dieser Umstand zu weniger Versorgung dieser Personengruppe führt.[36] [37] [38] Also einer grundlegenden Diskriminierung behinderter Menschen, die dazu beiträgt, die Trennung zwischen den Versorgungsstrukturen für behinderte Menschen und denen für (psychisch) erkrankte Menschen immer weiter zu vertiefen. Eine Trennung, die überhaupt erst dazu geführt hat, diese Parallelstrukturen zu entwickeln.

So kommt es, dass Menschen mit psychischem Leiden oft nicht als auch behindert wahrgenommen und behandelt werden und behinderte Menschen keine oder nicht ausreichend Hilfe bei psychischem Leiden erfahren. Sich mit „Behinderungen" auszukennen wird häufig als Spezialisierung gesehen, wie sich mit „psychischen Krankheiten“ auszukennen und das ist ein Problem, weil es sehr wenig Raum für sich wandelnde Konzepte von Krankheit und Behinderung lässt.

Als Behinderung wird eingeordnet, was als abweichend und sich negativ auswirkend entweder schon immer oder für immer da ist. Das grenzt behindert sein von krank sein ab und führt neben unterschiedlicher Stigmatisierung und Diskriminierung im Alltag auch zu unterschiedlichen sozialen Rollen, sobald andere Menschen darum wissen.[39]

So wird von normalen Rollenverpflichtungen befreit und nicht für den eigenen Zustand verantwortlich gemacht, wer krank ist — allerdings ist dies an die Bedingung geknüpft, diesen Zustand zu überwinden, da er sozial unerwünscht ist. Zur Überwindung von Krankheit gilt entsprechend auch die Kooperation mit Mediziner_innen und anderen sachkundigen Personen als verpflichtend.[40] Damit werden sowohl die Krankheit als Dysfunktionalität, als auch die als dysfunktional wahrgenommene, weil kranke Person kontrolliert.

Die Behindertenrolle unterscheidet von der Krankenrolle, dass eine generelle Redefinition der Person mit Zuweisung einer neuen Rolle und einer neuen Identität erfolgt. Eine behinderte Person wird an ihren Funktionen bemessen und erhält mit der Einordnung als „behindert“ eine Möglichkeit der Anpassung an diese vordefinierte Rolle. Diese ist davon gekennzeichnet, in ihrer Abweichung legitimiert zu sein und für klare Verhältnisse bzw. Erwartungen aneinander zu sorgen.

Dies führt zu positiven Effekten wie zum Beispiel, dass Überforderungen sichtbar und problematisierbar werden, aber auch zu dem Effekt, dass Ausschlussverhalten (aufgrund der Behinderung) legitimiert wird, was zu weniger Lebensqualität und geringeren sozialen Teilhabechancen führt.[41]

Dies im Bewusstsein wird klar, warum beides zusammen in einer Person so schwer angenommen werden kann. Krank und behindert. Oder behindert und krank. Wie geht es denn zusammen? Welche sozialen Erwartungen sind legitim, wenn gleichzeitig das Überwinden einer Krankheit (eines „dysfunktionalen“ Zustandes) und das Nichtüberwindenkönnen einer Behinderung (eines anderen „dysfunktionalen“ Zustandes) erwartet werden kann? Es gibt so viele Behinderungen, die eine medizinische Diagnose haben, weshalb sie als Krankheit gelten — was ist denn von Menschen, die das betrifft zu erwarten? Ein schwierige Frage, der sich oft gar nicht erst (bewusst) ausgesetzt wird. Mit Folgen für alle.

Eine Studie aus Norwegen[42] befasste sich vor dem Hintergrund, dass Menschen mit Autismus-Spektrum-Störung häufiger potenziell traumatischen Ereignissen ausgesetzt[43 44 45] und möglicherweise besonders anfällig für die Entwicklung einer posttraumatischen Belastungsstörung (PTBS) sind[46 47 48], mit der Perspektive und den Erfahrungen von Kliniker_innen, die Erwachsene mit Autismus und sogenannter „intellektueller Behinderung" behandeln. Das Ergebnis: Wer nicht danach sucht, erkennt die PTBS oft nicht. Die Gründe dafür sind vielfältig und reichen von überstrahlender Symptomatik der Autismus-Spektrum-Störung (ASS), über Kommunikations- und Interaktionsschwierigkeiten bis hin zu dem Umstand, dass einfach nicht angenommen wird, eine autistische Person mit „intellektueller Behinderung" könnte traumatisiert worden sein und ihr verändertes Verhalten hätte einen äußeren Auslöser. Eine verwunderliche Annahme vor dem Hintergrund, dass Menschen mit ASS ein erhöhtes Risiko für unangenehme, widrige Lebenserfahrungen wie zum Beispiel Peer-Viktimisierung[49 50] und Misshandlung[51] haben und es folglich auch nicht verwundert, dass sie im Vergleich zu nicht-autistischen Menschen eine höhere Rate von Depressionen haben.[52] Es wird angenommen, dass Kernelemente des Autismus möglicherweise zu einem erhöhten PTBS-Risiko beitragen[53 54 55] und, dass PTBS-Symptome bei autistischen Menschen möglicherweise auch leichter von Ereignissen getriggert werden, die im DSM-5 („Diagnostischer und statistischer Leitfaden psychischer Störungen" der 5. Auflage)[56] gar nicht als PTBS-auslösend aufgeschlüsselt sind.[57]

Der DSM-5 führt als Kriterium A zur Diagnostik einer PTBS an:

A. Traumatisches Ereignis: Die Person war mit einem der folgenden Ereignisse konfrontiert: Tod, tödlicher Bedrohung, schwerer Verletzung, angedrohter schwerer Verletzung, sexueller Gewalt, angedrohter sexueller Gewalt, und zwar in einer der nachfolgenden Weisen (mindestens eine):

1. Direkt ausgesetzt

2. Als Augenzeuge

3. Indirekt; erfahren, dass ein naher Verwandter oder ein Freund einem traumatischen Ereignis ausgesetzt war. Wenn dieses Ereignis ein Todesfall oder eine tödliche Bedrohung war, dann musste dieser bzw. diese die Folge von Gewalt oder eines Unfalles gewesen sein.

4. Konfrontation mit Details von traumatischen Ereignissen (z. B. als Ersthelfer, Polizist ...), eventuell auch als Konfrontation durch elektronische Medien.

Dabei wurden bereits über viele andere Ereignisse als Auslöser von Symptomen posttraumatischer Belastungsstörungen berichtet.[58] [59] Zum Beispiel die Nachricht eines plötzlichen und unerwarteten Todes eines Verwandten oder einer befreundeten Person[60] oder kumulativer und lang anhaltender Stress durch Mobbing und Belästigung.[61] [62] [63]

Eine Studie[64] fand in 25 % der Menschen mit ASS Lebensereignisse mit dem Kriterium A des DSM-5 für ein traumaauslösendes Ereignis. In einer weiteren Studie[65] lockerte man dieses Kriterium und fragte nach anderen besonders stressenden Lebensereignissen, darunter Ereignisse wie zum Beispiel eine Scheidung/Trennung der Eltern. Hier zeigte sich, dass mehr als 50 % der autistischen Personen mindestens ein Ereignis in ihrem Leben hatten, das von ihnen als traumatisch interpretiert wurde.

Eine weitere Studie[66] erfasste als „nicht DSM-5“-Trauma-Ereignisse wie: Mobbing, Verlassenwerden von der Mutter/der Ehefrau, Tod eines Haustieres, Verletzung eines Familienmitgliedes, Scheidung der Eltern, ASS-Diagnose-Prozess, psychische Erkrankung eines Familienmitgliedes, Beschulung im Internat, eigene Krankheit, Erbrechen, eigene psychische Krankheit, Trauer, die Polizei zu Hause, soziale Schwierigkeiten.

Und psychologische Therapie.

Alle finden schlimm, was mir passiert.

Aber niemand verhindert, niemand verändert es.
Auch das ein Aspekt des Traumas nach zwischenmenschlicher Gewalt.

Ich kann meinem Helfertrauma nicht entgehen, weil ich dem Missverstehen nicht-autistischer Menschen nicht entgehen kann. Wann immer ich Hilfe brauche, wann immer ich allein nicht zurecht komme, passiert es mir mit hoher Wahrscheinlichkeit erneut. Auch dann, wenn es mir niemand antun will. Auch dann — und leider ganz besonders dann — wenn versucht wird, mir *trotzdem* zu helfen.

Das Problem sind die Werkzeuge. Die Kontexte. Die Gründe. Die Differenz, die als solche entweder negiert oder bagatellisiert wird. Und das Unbewusstsein dafür, dass nur die Ermächtigten helfen können.

Die Werkzeuge

Die Werkzeuge der Hilfen für mich werden praktisch immer und ausschließlich in der psychologischen, psychiatrischen, medizinischen Hilfe für mich verortet. Weil mein Hilfebedarf psychologisiert wird. Als mein psychisches Problem, dass ich überhaupt Hilfe brauche.

Die psychologische Hilfe wurde nicht von autistischen Menschen erdacht. Sie wird auch nur selten von autistischen Menschen geleistet.

Die Werkzeuge der Psychologie wurden aus Ideen und Konzepten entwickelt, die von einer Mehrheit ausgehen, die sich auf eine bestimmte Art verhält, die ein bestimmtes Denken zeigt, die eine bestimmte Entwicklung durchmacht. Dieser im Alltag oft virtuellen Mehrheit werden konkrete als davon abweichend eingeordnete Menschen entgegen gestellt, um zu Definitionen von Abweichung zu kommen, die als Diagnose(n) festgehalten werden.

Autistische Menschen werden so selbstverständlich als konkret von der Mehrheit der Menschen abweichend gedacht, dass sie nicht anders als mit den Werkzeugen der Abweichung behandelt werden. Und weil es keine

Kultur der Verbindung, keine Werkzeuge, keine Praxis der Inklusion gibt, finden Techniken, die sich auf die Gemeinsamkeiten konzentrieren, kaum Aufmerksamkeit.

Die Kontexte

In einer Gewaltgesellschaft wie unserer ist von Relevanz, wie wo und warum man abweicht, weil Abweichung den sozialen Status definiert. Der soziale Status ist relevant, weil an ihm das soziale Miteinander und die sozialen Funktionen füreinander verhandelt werden. Abweichung wird als Widerspruch gedacht, als Entgegenwirken — als Angriff auf Konformität und Einheit. Einheit hingegen als notwendige Basis für soziale Ver.Bindung — aus der heraus (sich) entsprechend der eigenen Funktionalität positioniert wird.

Ich spreche hier von einer Gewaltgesellschaft, weil wir keine inklusive, herrschaftsfreie Gesellschaft sind. Wir sind eine Gesellschaft der Exklusion und deshalb darauf spezialisiert zu erkennen, wer oder was wann wie sehr von dem abweicht, was uns dann wiederum als einander verbindend und gleichend gelehrt, präsentiert, gerahmt wird.

Autistische Menschen werden in unserer Gesellschaft nicht ausgeschlossen, weil sie autistisch sind — sondern, weil sie durch ihren Autismus von einer traditionell unhinterfragt gedachten Mehrheit abweichend denken, handeln, urteilen, wertschöpfen, produzieren ... leben. Wollen. Müssen. Können.

Die Differenz

Es ist nicht mehr möglich, Differenzen ohne viel Umstand, ohne viel Aufwand von sozialen wie materiellen Ressourcen zu kompensieren bzw. zu inkludieren. Nicht im Funktionssystem, das wir mit unserer Existenz bedienen (dem Kapitalismus, Staat, Recht und Gesetz) und auch nicht in den Funktionssystemen, die wir mit unserem eigenen Funktionieren bedienen (Bildungsorte, Betreuungsorte, Freizeit- und Produktionsorte etc.).

Die einzige Nische der Differenz ist und bleibt das soziale Funktionssystem der Gruppe bzw. darin das soziale Funktionieren jedes einzelnen Menschen. Nur hier können die sozialen Ressourcen entwickelt und hergestellt werden, die es für Ver_Bindung braucht.

Leider werden Menschen in unserer Gesellschaft in und mit Gewalt erzogen. Sie lernen von früh auf, dass Differenzen ignoriert werden müssen/können/dürfen/sollen, wenn sie ihnen keine Gefahr sind — und dass sie Differenzen auslöschen, zerstören, entmachten müssen, wenn sie ihnen eine Gefahr sind.

Die Hilfe der Ermächtigten

Hilfe braucht, wer hilflos ist.
Hilflos ist, wer machtlos ist.
Machtlos ist, wer nicht ermächtigt wird.
Nicht ermächtigt wird, wer Mächtigen nicht kontrollierbar erscheint.
Kontrollierbar ist, wer abhängig ist.
Abhängig wird man geboren.
In (sozialen) Kontexten, die nicht ermächtigen, kann nicht geholfen werden.

Content Note: hilflose Helfer_innen, Hilfe als Waffe

die Einsicht

Mit dem Verstehen meiner Hilfe-Erfahrungen als traumatisch kam die Einsicht.

Man hat mir sehr lange nicht geholfen.

Man hat mich meiner Freiheit, meiner Würde, meiner Menschenrechte beraubt. Man hat sich nicht nur in meinem Geist und meiner gerade heranreifenden Psyche bewegt wie ein panischer Elefant im Porzellanladen, sondern auch in meinem Körper. Mit Normen, die nicht passten, mit Worten, die mir keinen Zugang zur Bedeutung boten, mit Taten, die mich gebrochen haben.

Und alle Menschen, die mich kannten, fanden das richtig so.

Alle, die es gut mit mir meinten, die mich mochten, mich für so klug, so talentiert hielten, dass sie mir eine Zukunft wünschten, haben dafür gesorgt, dass ich es in verschiedenen Formen in mehr als zehn Jahren immer wieder erlebte. Weil ihnen nicht bewusst war, dass mir gleichzeitig Hilfe und Gewalt an.getan wurde.

In unserer Gewaltgesellschaft wird Hilfe oft als Waffe ge.braucht.

Als Waffe gegen Krankheit. Gegen Schwäche. Gegen Gefahren, die nur wahr.nehmen kann, wer sie selbst darstellt.

Es wird lieber geholfen, als Gründe für Hilfebedarfe zu minimieren.

Oft, weil es leichter ist. Weil helfen erwünscht, aber Ermächtigung unerwünscht ist. Suizidale Menschen einsperren und ausliefern ist leichter, als sie auszuhalten. Sie zu tragen. Durch die Krise, die Not. Oder in den selbstbestimmten Tod.

Wer hilft, bekommt sehr viel Handlungsspielraum. Sehr viele Freiheiten. Auch Freiheiten, die die Freiheiten der Geholfenen beschneiden.

Das ist Gewalt.

Viele Helfer_innen sind hilflos.

Sie schreiben Hilfepläne oder Anträge zur Kostenübernahme einer Psychotherapie im Wissen, dass sie abgelehnt werden. Sie sitzen in Teamgesprächen und diskutieren, ob 1x 25 min oder 1x 50 Minuten Einzeltherapie in der Woche wohl gut für eine_n Patient_in sind, die_r selbst gar nicht anwesend ist. Sie haben gewaltvolle Kolleg_innen oder Chef_innen. Sie machen seit Jahren Überstunden und nie mehr als eine Woche Urlaub am Stück. Sie fixieren ausgerastete, verzweifelte, wütende, todtraurige Menschen, weil man ihnen beibringt, dass man das so macht und ihnen fachliche Inkompetenz unterstellt, wenn sie das falsch nennen. Sie verschreiben betäubende Medikamente wegen Personalmangel. Sie entlassen suizidale Patient_innen aus ihrer Praxis, weil die Stunde um und die Psychiatrie nicht hilfreich ist. Sie bilden seit Jahrzehnten zu Trauma und Gewalt fort und immer noch wissen zu wenige Bescheid.

Sie haben Jahre ihres Lebens geopfert für Schulstress, Studienstress, Ausbildungsstress und alle Gewalten, die in diesen Kontexten wirken, um einen Unterschied zu machen. Zu helfen, zu stärken, zu unterstützen. Und dann gibt es da eigentlich keinen Unterschied. Wieder befinden sie sich in einem Kontext von Gewalt, in dem sie eine Rolle spielen. In dem sie Anweisungen ausführen müssen, von denen sie wissen, dass sie falsch, gefährdend oder verletzend sind. In dem sie nur helfen dürfen, wenn eine bürokratische Instanz, eine gesichtslose Entität es erlaubt und damit auch rechtlich absichert. In dem nicht sie oder ihr Bauchgefühl, ihre Empathie und ihr Fachwissen die ausschlaggebenden Punkte sind, dass jemand Hilfe erhält, sondern die Entscheidung eines Verwaltungssystems.

Hilflose Helfer_innen sind das schlimmste, was Hilflosen passieren kann.

Und in vielen Fällen leider nicht, weil diese Helfer_innen nichts tun können, sondern gerade, weil sie etwas tun. Für sich. Um mit ihrer Hilflosigkeit umzugehen. Viele versuchen das Gefühl der Ohnmacht zu betäuben und gehen in die Umkehr. Sie denken sich hilflose Menschen als absichtlich hilflos. Als selbstverschuldet hilflos. Als in Wahrheit gar nicht hilflos. Und unterlassen jede Hilfe.

Viele denken sich hilflose Menschen aber auch als handlungsunfähig. Oder als unfähig zur Willensbildung. Dann machen sie irgendetwas, das sie tun können und denken, das wäre richtig viel. Richtig viel Hilfe. Dabei ist das, was sie tun, ebenfalls Gewalt durch unterlassene Hilfeleistung.

Hilflose Menschen brauchen Hilfe, um zu überleben.

Sie ihnen zu verweigern ist Gewalt.

Die strukturellen Kontexte, mit denen in unserer Gesellschaft Hilfebedarfe ermittelt und verwaltet werden, sind Gewaltkontexte. Jede Krankenkasse, jedes Versorgungsamt, jedes Sozialamt, jedes Integrationsamt, jede Rentenkasse ist damit ein Organ organisierter Gewalt an (chronisch) kranken, hilflosen Menschen. Und alle Helfer_innen, alle Pfleger_innen, alle Psychotherapeut_innen, alle Mediziner_innen, die von einer dieser Stellen bezahlt werden, sind damit gleichzeitig Mittäter_innen wie Opfer. Sie können sich ~~nicht~~ entziehen, sie können es ~~nicht~~ verändern. Eine Rolle, an der man zerbrechen kann. Eine Rolle, aus der heraus man aus Versehen und unbewusst über Jahre hinweg hilflose Menschen misshandeln kann.

Es konnte erst um meine Ermächtigung gehen, als ich erwachsen war.

Erst im Alter von 18 Jahren ist man gesetzlich vor Adultismus geschützt und erhält das Selbstbestimmungsrecht für sich. Man wird nicht mehr zwangsbehandelt, weil man ein Kind ist, das nicht weiß, was hilft.

Man wird nur noch zwangsbehandelt, wenn man als zu krank oder zu gefährlich für sich und/oder andere eingeschätzt wird.

Für mich bedeutet das bis heute, dass ich mich auf allen Ebenen und zu jedem Zeitpunkt davor schütze, dass mich jemand juristisch wirksam für zu krank oder gefährlich hält, wenn ich meine Hilfsbedürftigkeit offenbare. Denn: **Meine Hilfsbedürftigkeit wird in dieser Gewaltgesellschaft immer als Grund herangezogen, meine Entrechtung zu legitimieren.**

Ich muss mich zu jedem Zeitpunkt im Leben und in so vielen Bereichen wie möglich selbst ermächtigen, um so wenig wie möglich Hilfe zu brauchen.

Ich muss Trauma- und Gewaltlogik verstehen.

Und ich muss lernen, wann sie mir als natürlich, als menschlich, als unveränderbar gerahmt werden, um mich vor Gewalt zu schützen.

Wer sagt, mein Wunsch keine Hilfe zu brauchen sei traumabedingt, hat recht. Wer mir deshalb aber unterstellt, ich würde Hilfe brauchen, sei krank mit Traumafolgen oder meine das eigentlich ganz anders, ignoriert nicht nur, dass es gewaltvolles Handeln ist, zu bestimmen, wer wann wieso Hilfe braucht und wer nicht, sondern auch, dass diese Unterstellung gewaltlogischen Schlüssen folgt. Also nichts anderes als Gewalt zur Folge haben *kann*.

Ich brauche als kranke, als traumatisierte, als behinderte Person nicht automatisch oder „natürlicherweise" oder „unausweichlich" Hilfe.

Ich brauche Hilfe, wenn ich hilflos bin. Und in meinem erwachsenen Leben wird Hilflosigkeit häufiger hergestellt oder willkürlich, unbewusst, aus Gewohnheit oder gewaltlogischen Zirkelschlüssen aufrechterhalten, als in meinem Leben als Kind und Jugendliche_r, wo sie auch meiner körperlichen und geistigen Unreife entsprang.

Mein Sein, mein So-wie-ich-bin-Sein, ist nicht in allen Aspekten traumabedingt. Ich bin keine „in die lebenslange Hilfebedürftigkeit traumatisierte Person" — ich brauche einfach nur Hilfe bei Dingen, die ich alleine nicht schaffe.

Aus Gründen.

Content Note: Endo Cis Sexismus, alltagsgewaltvolle Ausgrenzung

die Geschlechtsidentität

Im Zuge meiner Verortung als Opfer sexualisierter Gewalt wurde ich immer auch als Frau verortet. Als Mädchen, als junge Frau.

Frauen werden schneller, häufiger, vielschichtiger zu Opfern von Gewalt, denn jede Gewalt wirkt geschlechtsspezifisch. In der ersten Zeit meiner Anerkennung als „psychisch krank" aufgrund der Gewalt, die ich erlitten hatte, war mein Geschlecht zu einer Art natürlicher Inhaltsstoff meiner Existenz verbacken. Wenn man so will, war es der Klebstoff, an dem alles haftete — der Grund für die Gemengelage.

Dann begann meine Traumatherapie. Ich bekam mehr Gefühl für mich. Entwickelte mehr Bewusstsein für meine männlichen Anteile. Meine genderlosen Anteile. Meine femininen Anteile. Meine genderfluiden Anteile. Meine maverique Anteile. Meine genderqueeren Anteile.[3] Verstand, dass ich eine trans Person bin, weil meine Geschlechtsidentität nicht übereinstimmend mit dem ist, womit ich angerufen wurde. Spürte, dass ich mich unter dem Schirmbegriff „nicht binär" am besten verorten kann, weil er einfach passt; ohne Wenn und Aber.

In mir blühte etwas auf. Entfaltete sich etwas in eine Freiheit, von der ich vorher noch nichts wusste. „Das ist also Identität", überlegte ich damals und spürte immer wieder dieser nahtlosen Übereinstimmung nach. Diese Worte, diese Bedeutung und ich in meiner ganzen Vielheit — wir passen zusammen. Kein Ruckeln, kein Klemmen, keine Heimlichkeit, kein Verbot. Ein erster Safe Space in mir, mit mir, für mich.

Verrückten wird ihr Geschlecht abgesprochen. Ihre Sexualität. Ihre Identität. Ihre Gesundheit. Verrückte sind ihre Verrücktheit. Das ist die Identität des Außen für psychisch deviante Personen. Die Abweichenden sind die Abweichung. Nicht mehr, nicht weniger. *Lass sie reden — da ist so einiges nicht beieinander, kongruent, identisch (mit den Normalen).*

3 Zur Klärung der Adjektive „genderlos", „genderfluid", „maverique", „genderqueer" und „trans" siehe „Das Nichtbinär-Wiki", https://nibi.space/start

Für mich bedeutete das lange mehr Freiheit als Unterdrückung, denn ich war noch nie frei gewesen. Meine geschlechtliche Identität interessierte niemanden, die meisten hatten von meiner Verortung noch nie gehört und außerhalb von tumblr und Twitter gab es das Sprechen darüber selten ohne akademischen Überbau, den Feminismus weißer cis Frauen oder Partylärm. Ich ließ mich misgendern und war oft froh darum, dass mein Körper so ein zuverlässiger Schutzschirm um etwas von meiner wahren Identität ist. Ich wollte Kontrolle über mein Erkanntwerden haben — selbst bestimmen, welche Form ich meiner geschlechtlichen Identität gab. Für bunte Haare, androgynen Szenestyle und entsprechende Partys war ich zu arm, zu dick, zu socially awkward. Fürs immer irgendwie da sein, wenn ~die Community~ etwas macht, zu schlecht vernetzt und ~~verrückt~~ ~~behindert~~ ~~psychisch krank~~ anders, um bei irgendetwas mitzumachen, wenn ich dann doch mal von irgendwas erfuhr.

Ich bemerkte schnell, dass viele andere Queers auch mit Behinderung und psychiatrischen Diagnosen umgingen. Trauma war kein Nischenthema. Und doch wiederholte sich auch in dieser „Gruppe", was mir außerhalb immer wieder passierte: Ausschluss wegen Abweichung.

Nie offensiv, aber immer umfassend genug, um mich auszugrenzen.

Mein innerer Safe Space blieb, ein äußerer entstand einfach nicht.

Dann kam der Begriff der Intersektionalität auf und ich lernte, dass Gewalt nicht nur vielfältig und vielschichtig ist, sondern gewissermaßen auch „vielfädrig". Verstand, dass es nicht reicht, über Gewalt zu sprechen, in dem man aufzählt, wem was wie oft passiert und wer denn heute noch was sagen darf, mit wem wie flirten darf und dass jeder *ismus alle betrifft.

Ich hatte einige Male die Möglichkeit, Workshops und Vorträge zum Thema „Sprachführung über (sexualisierte) Gewalt" geben zu dürfen. Als traumatisierte Person mit Fach- und Hintergrundwissen dazu wurde mir diesbezüglich viel Raum gegeben. Man schätzte meine Offenheit, dankte mir für die Zeit, die Arbeit, den Kraftaufwand und zahlte mir einen Stundenlohn von 3,15€. Davon kaufte ich mir dann eine Club Mate auf dem Veranstaltungsrest, wo sich niemand mehr mit den schweren Workshopthemen — und also nicht mit mir — befassen wollte, selbst wenn ich noch gekonnt hätte. Niemand war böse mit mir und für mich war das Freiheit.

Bis ich die Fäden spürte. Bemerkte, dass ich mir über Bilderbeschreibung, einfache Sprache und inklusive Zugänge zu komplexen Inhalten Gedanken machte, aber die Veranstalter_innen nicht darüber nachdachten, was es für mich bedeutete, am Tagesende eine Mate, aber nicht meine Assistenzhündin bei mir zu haben. So lernte ich, dass ich neben einem Passing als cis Frau auch eines als gesunde, nicht von Behinderung beeinträchtigte Frau habe. Dass meine Er_Lebensrealität als behinderte trans Person nur durch meine Worte, meine Sichtbarmachung überhaupt als Idee in anderen Menschen auftauchen kann.

War ich so weit von der Norm abweichend, dass man nicht einmal auf die Idee kam, es gäbe Menschen wie mich? Oder hatten eine Kindheit unter Sadist_innen und eine Jugend in 24/7-Überwachung mich zu einem Chamäleon werden lassen? Ist mein Passing von mir gewollt oder werde ich von anderen für sich passend eingeordnet?

Was ist das eigentlich für ein System, zu dem ich passen soll? Würde ich ohne andere Menschen auch passen?

der Ableismus

Jedem *ismus ist Ableismus eingewebt.

Es gibt keinen Sexismus ohne die Annahme, dass die Geschlechter beeinflussen, was Menschen wie können. Keinen Rassismus ohne die Idee, dass die Fähig- und Fertigkeiten nicht-*weißer* Menschen weniger wert und/oder einfach anders sind. Klassismus funktioniert praktisch nur wegen der ableistischen Bewertung der Klassen. Das zu verstehen hat mein Leben verändert, denn ich bin eine behinderte Person. Der Ableismus, der sich in jede Interaktion mit anderen Menschen hineinmischt, verstärkt jede Diskriminierung, die ich erfahre. Und jede Diskriminierung hat eine weitere ermöglicht und legitimiert.

Ich fing an anders über meine Traumatherapie zu denken.

Was muss ich können, um sie nicht mehr zu brauchen? Wenn ich sie nicht mehr brauche — bin ich dann psychisch gesund? Was kann ich nicht, weil meine Psyche nicht richtig funktioniert — und wie wurde das eigentlich überhaupt festgestellt? Es wurde beobachtet, dass ich auf Basis einer dissoziativen Identitätsstruktur funktioniere — das ist doch eigentlich nur eine Feststellung über ein anderes Betriebssystem, keine Dysfunktion.

Ich begann zu erforschen, wann ich mich unfähig fühlte. Wann und woran ich bemerkte, dass ich etwas nicht kann. Ich wollte herausfinden, ob ich einen Mangel an erlernbaren Fähig- und Fertigkeiten hatte, der mein Verbleiben in Hartz 4, meine soziale Isolation, meinen Bedarf an Psychotherapie begründete. Denn wenn alle immer überall danach gehen, wer was wann wie kann oder nicht — dann musste da doch etwas dran sein? Einfach so würde man nicht danach urteilen, es muss irgendeinen allgemeinen Vorteil daran geben.

Diesen Punkt als Werkzeug von Gewaltlogik einzuordnen erschien mir damals falsch. Man hatte mir jahrelang gesagt, ich würde die Realität tendenziell eher als bedrohlich wahrnehmen, obwohl sie es nicht sei. Ich würde Dinge als Angriff empfinden, die gar keiner seien, weil mein traumatisiertes Gehirn zu keiner anderen Interpretation fähig sei, schließlich war ich ja praktisch in die Gewalt hineingeboren. Also begann ich bei mir.

die Systemtheorie und die Logik der Gewalt

Um mir einen Reim auf meine Umwelt zu machen, wandte ich Luhmanns große Systemtheorie[67] auf sie an und verband sie mit meiner Theorie der Logik von Gewalt. Darin sind ismen psychische Systeme der Gewalt, die selbst nicht kommunizieren — jedoch allein in sozialen Systemen (also dem Gespräch zwischen Menschen) in Funktion kommen.

Platt gesagt bedeutet das, dass *ismen Gewalt sind, die nur im kommunikativen Kontakt mit anderen Menschen zu mehr als einer Idee werden, die zur Herstellung oder Sicherung von Macht führen können. Denn das ist Dreh- und Angelpunkt von Gewalt — sozusagen ihre Funktion.

Gewalt will nur sich selbst, für sich selbst, um sich selbst zu reproduzieren, weil sie nur sich selbst „kann". Sie wird in alle Systeme unserer Gesellschaft eingewebt, weil sie uns zu Macht verhilft und wir glauben, mächtig seien wir sicher. Mächtig seien wir versorgt. Mächtig seien wir richtig. Mächtig seien wir wahr. Und weil jedes System sich selbst reproduziert, legitimiert es sich auch selbst — im Fall von *ismen, als Funktionsträger der Gewalt, mit autopoitetischen Zirkelschlüssen. Man kommuniziert *istisch, um *istisch zu kommunizieren, weil man in einer *istischen Kommunikation miteinander steht und nicht ein einziges nicht-*istisches System um sich hat. Man kann nie keine Gewalt ausüben.

Selbst die Entscheidung gegen Gewalt ist Gewalt, weil sie sich gegen etwas richtet und also Ausschluss nötig macht. Man kommt einfach nicht raus aus der Nummer.

Ich weiß nicht mehr warum, aber irgendwann fühlte ich mich identisch mit dem, was Luhmann „psychisches System" nennt. Irgendwie schien ich immer erst dann zu jemandem zu werden, wenn andere mit mir kommunizierten. Und immer wurde ich zu jemand anderem als ich selbst. Es war, als würde immer nur aus mir gemacht, was man in mir sah und verfestigte dies für sich selbst durch die Kommunikation mit mir.

Konnte das mit Gewalt vielleicht auch so sein? Was wenn Gewalt an sich neutral ist? Gewalt ist primär in sich logisch — für die Zwecke und Ziele von

Menschen muss sie erst logisch werden. Sie entbehrt jeder Logik, wenn sie in ihrem Ziel und Zweck nicht kommuniziert wird. Zum Beispiel in einer Situation, die für die_n Kommunikationspartner_in ein Trauma ist. Oder, noch abstrakter formuliert, eine Kommunikation, die passiert — jedoch ohne Bedeutung bleibt.

Was, wenn das — Bedeutung — der Unterschied, die Differenz, zwischen mir und anderen Menschen ist?

Content Note: Psychotherapie, selbstverletzendes Verhalten

die Traumatherapie

Irgendwas passte einfach nicht.

Ich war in Traumatherapie, lernte mein Innenleben kennen, lernte mich zu regulieren, Flashbacks zu kontrollieren, Erinnerungen entlang der Realität zu normen, keine Angst mehr vor meiner Therapeutin zu haben. Aber irgendwie stellte sich einfach nicht ein, was dadurch mit mir passieren sollte.

Ich sollte doch fähiger werden. Ver_Bindungsfähig.er. Nicht unbedingt, aber vielleicht auch, arbeitsfähig. Einfach prinzipiell mehr als nur überlebensfähig.

Stattdessen verstand ich nur immer mehr. Ich hatte die Logik meiner inneren Funktionssysteme zunehmend klar, verstand, welche Situationen welche Wechsel mit welchem Ergebnis auslösten — und darin blieb ich irgendwie kleben. Immer mehr entstand in mir der Eindruck, dass dieses Verstehen etwas mit mir machen sollte, das aber nicht passierte. Im dritten Behandlungsjahr mit meiner Therapeutin wurden meine Zweifel, ob ich die Kraft für die Therapie hätte, zu Zweifeln an meiner Fähigkeit, richtig kommunizieren zu können. Heute ist klar: Ich wusste nicht, dass mir die Bedeutung dessen, was ich verstand, unklar war. Und meine Therapeutin dachte, dass sie mir intuitiv oder automatisch klar werden würde. Entsprechend hat sie mir selten gezielt dabei Hilfestellung gegeben.

Zufällig fand ich in dieser Zeit das Blog „Denkmomente - Mein Leben mit Asperger Syndrom“ und in ihm den Text „Verbindung verloren“.[68] Marion Schreiner schrieb darin über ihren Kontakt zu „ihren NT-Menschen“[4] als Brücke. Am Ende formuliert sie die für sie wichtigsten „Baumaterialien“ dafür: *„Ehrlichkeit, Offenheit, Transparenz, Fairness und Respekt.“* Ich kam damals zu dem Schluss, dass mir für eine stabile Brücke zu meiner Therapeutin Transparenz fehlte. Und ein Bauplan. Und Werkzeug. Und eine gewisse Kenntnis darum, an welcher Stelle man so eine Brücke sinnvollerweise baut. Und wie man so eine Brücke benutzt, damit sie lange hält.

4 „NT-Menschen“ bedeutet in Marions Blog „neurotypische Menschen“. Damit meint sie häufig nicht-autistische Menschen.

Ich dachte damals, dass es im Grunde ja kein Wunder war, dass die Therapeutin und ich so oft aneinander vorbeiredeten, wir überbrückten – kompensierten – ja permanent etwas. Ich wusste nur nicht was, warum und ob das für immer so bleiben würde oder nicht. Und warum meine Therapeutin ständig Brücken dort hinbaute, wo ich nicht war. Warum versagte sie in der Sache genauso wie ich? Das kann doch nicht sein? Sie ist doch fähig und ich nicht?

2015 — dem 13. Jahr meiner DIS-Diagnose, war ich ein_e erfahrene_r Traumapatient_in, das kann man nicht anders sagen. Ich stand mit beiden Füßen in der aktuellen Traumaforschung, konnte ohne Nervenflattern sagen, dass ich traumatisiert bin und der Begriff „Traumaopfer" absoluter Unsinn ist.

Das Leben mit meiner Cluster-Diagnose hatte mir gezeigt, dass ich viele Probleme vieler Leute mit ganz anderen Diagnosen teile. Es gab keinen Anlass für mich anzunehmen, dass ich autistisch sein könnte, eher Anlass zu schauen, was autistischen Menschen hilft, die Probleme, die wir anscheinend teilten, zu lösen. Ich begann Blogs und Websites autistischer Selbstvertreter_innen zu lesen und wieder fand ich einen Raum, in dem sich etwas von mir ausfalten konnte, das eingedrückt und zusammengepresst von der Norm so selbstverständlich weh tat, dass ich es gar nicht mehr fühlte.

Es hat mir geholfen, dass viele autistische Menschen aus psychologisch psychiatrischer Perspektive über Autismus gesprochen haben. Ich konnte zwar erkennen, wie anmaßend es ist, Autismus und anders von der Neuronorm divergierendes Er_Leben zur Krankheit oder einem neurologischem Defizit zu erklären, gleichzeitig war ich noch nicht soweit, etwas anderes als einen Systemfehler bei mir selbst anzunehmen und also nach etwas anderem als einer Problembeschreibung zu suchen.

Ich genoss die Ankunft. Die Gleichheit, das neuerliche Empfinden von Nahtlosigkeit mit den Schilderungen mir völlig fremder Menschen. Diese neue Freiheit berührte mein ganz normales Er_Leben. Meinen völlig profanen Alltag. Meine ganze eigene Welt, die ich so dicht wie nur irgendmöglich in mein Konzept von „normal" gequetscht hielt, damit mich niemand umbringt.

Dann las ich, dass als Ursache für Autismus auch eine genetische Prädisposition angenommen wird[69] [70] [71] [72] und erinnerte mich an mein Geschwist. Ein typisch „asperger-autistisches" Kind, das mit vier liest, mit fünf das Straßenbahnnetz auswendig kennt, in der Grundschule als hochbegabt erkannt, doch von niemandem die_r beste Freund_in wurde. Meine Hochbegabung hatte uns früher verbunden — könnte es sein, dass uns auch die Diagnose „Asperger-Syndrom" verbindet?

Mit dieser Fragestellung und meinem kleinen Brückenproblem in der Traumatherapie begann ich nach jemandem zu suchen, die_r mir zu einer Antwort und einer Lösung verhelfen konnte.

Erst traf ich dabei auf einen Psychologen, der Unsinn machte, dann auf einen Psychologen, der mir erst dann eine Antwort geben wollte, wenn er selbst verstanden hätte. Er sicherte mir seine Unterstützung bei meinem Problem zu, auch wenn man in meinem Fall weder ganz sicher einen Autismus diagnostizieren, ihn aber mit genauso wenig umfassender Sicherheit ausschließen kann. Mir war das genug. Ich brauchte keine Diagnose, ich brauchte Klarheit. Ich brauchte auch keine Behandlung, ich brauchte eine Lösung für ein Problem, das mich davon abhielt zu tun, was mir als einziges Ding mein Ich wieder_herstellen helfen sollte.

Das Problem in meiner Traumatherapie entwickelte sich immer wieder aus zwei Komponenten: unvollständiger Datentransfer — und dem folgend eine unvollständige und oft auch gar keine Traumasynthese.

Es zeigte sich darin, dass ich zwar allgemein in der Lage war, anzuerkennen und zunehmend auch detailliert zu äußern, was ich erinnerte — ich schaffte inzwischen auch bewusst wahrzunehmen, was ich vereinzelt in kindlichen oder jugendlichen Selbstzuständen schilderte und konnte mich aus diesen Zuständen orientieren, konnte einteilen in „das ist vergangen" und „das ist jetzt" — aber mehr auch nicht.

Ich konnte mir nie die für die Traumaverarbeitung wichtigste Frage beantworten: „Was war es in all seinen Aspekten?" und schaffte dementsprechend auch nur eine, nämlich meine ständig eingeübte Form der Realisation von Dingen, die mich (ob ihrer Zusammenhang- und entsprechend „Logiklosigkeit") gnadenlos überfordern: Kenntnis/ Verständnis ohne Begreifen.

In diesem Zustand sind weitere mentale Handlungen wie die Personifikation (die Verbindung des Erlebten mit sich selbst, „Es ist mir passiert") und die Präsentifikation (die Verortung von sich selbst in einem zeitlichen Zusammenhang) in Bezug auf das Trauma praktisch unmöglich. Und zusammen mit meiner Wirkung als Mensch, *der voll die Ahnung von all diesem Traumagedöns hat,* der kompetent mit sich ist, der die Vermeidung der Anerkennung hinter sich gelassen hat, sich stabil und fit im Kopf zeigt, entstand ein großer Widerspruch. Denn ich konnte sagen, was Menschen sagen, die diese Schritte der Traumarealisation geschafft haben — ich fühlte es jedoch nicht. So blieb die Bedeutung dessen, was passiert war, die Bedeutung für mich und mein Leben damals wie heute, weiterhin rätselhaft, unlogisch, überfordernd zu erfassen. Und ständige Quelle für traumareaktives Verhalten, Denken und Fühlen, da diese Widersprüchlichkeit meiner Wirkung auf andere Menschen genauso oft Teil wie Folge von traumatischen Erfahrungen war.

Ein in der Traumatherapie relevanter Punkt ist das stetige Mitdenken der traumatisierten Person als sie selbst, die etwas erlebte, das ihre integrativen Kapazitäten, also ihre ganz eigenen Fähig- und Fertigkeiten der Reizinformationsverarbeitung, überforderte. Das gilt für alle Menschen gleich — bedeutet aber für autistische Menschen etwas anderes als für nicht-autistische.

Meine integrativen Kapazitäten werden bereits davon überfordert, wenn ich in geräuschvoller (nicht lauter, sondern voller, vielstimmiger, vielquelliger) Umgebung mit für mich neuen Informationen wie fremden Menschen, fremder sozialer Stimmung und ähnlichem konfrontiert bin. Oder wenn mein geplanter Tagesablauf durch etwas Unvorhergesehenes verändert wird. Oder ich (unvorhergesehen) an der Durchführung einer Aufgabe scheitere. Oder ich morgens aufwache und einfach nicht „wegverarbeitet kriege", dass die Luft mich berührt.

Da passiert mir kein Trauma — aber meine Kapazitäten sind bereits aufgebraucht. Ich bin schon in dem Zustand, den viele nicht-autistische Menschen erst dann erleben, wenn sie tatsächlich globale Ohnmachtserfahrungen durch Gewalt, Folter, Gefangennahme und Ähnliches machen. Und ich bin davon abhängig, nach solchen Momenten zu erfahren, was Menschen nach einer überfordernden bis traumatischen Situation auch bei der Verarbeitung hilft, um diese — den meisten Menschen oft banal anmutenden — Situationen zu verarbeiten[73]:

- körperliche wie psychische Erholung (durch Schutz von Außen, Ruhe, Versorgung mit Essen und Trinken)
- eindeutige Informationen über das Geschehene (durch klare, eindeutige, konkrete Sprache)
- Trost und Mitgefühl

• (Wieder)Verankerung im eigenen Körper (sensorische Integration) (z. B. durch Umarmung, gezielten Spannungsabbau)

• im eigenen Tempo, in eigenen Worten, so oft wie nötig darüber sprechen

• die (angeleitete) Einbindung in Handlungen, die etwas mit der Auflösung der Situation zu tun haben.

Es gibt in meinem Leben kein einziges dezidiert als Trauma zu umreißendes Ereignis, das mich aus einem mittleren Erregungslevel heraus in den toxischen Bereich gestoßen hätte. Nie war ich nicht schon dissoziiert, wenn ich verletzt wurde. Das bedeutet für die Bearbeitung von traumatischem Material, dass man nicht einfach davon ausgehen kann, dass ich in ein konkretes Vorher und ein konkretes Nachher einteilen kann. Dass ich weiß, wann ES eigentlich schlimm für mich wurde — oder warum genau oder wie. Oft kann ich noch nicht einmal sagen, WAS passiert ist, weil sich mir das einfach nicht erschließt. Weder damals noch heute, wenn ich mit den schon damals scheinbar zusammenhanglosen Fragmenten des Geschehens konfrontiert bin.

Dazu kommt meine Problematik der sensorischen Desintegration. Auch die Informationen darüber, wie sich etwas für mich anfühlt — wo und wie mein Körper war, als mir etwas passierte — waren in der Regel bereits desintegriert, bevor das, was dann als Trauma verstanden wird, passierte.

Aus diesem Erleben ergeben sich in der Folge meine Schwierigkeiten, vom Spezifischen ins Allgemeine übersetzen zu können. Obwohl ich die immer gleichen Übergriffe im gleichen Kontext, der gleichen Reihenfolge erlebt habe, schaffe ich es (noch) nicht (spontan), diese Erfahrungen zu verallgemeinern. Für mich ist jedes Mal ein neues Mal — erst recht, wenn es in diesen Erfahrungen dann doch Varianzen gab. Die_r Täter_in etwa ein Mal etwas sagte, beim nächsten Mal nicht; wenn es mal ein Hintergrundgeräusch gab und mal nicht oder mal dieses Geräusch und mal ein anderes oder wenn ich mal einen Gedanken dazu hatte und mal nicht.

Das gleiche Phänomen, das es mir schwer macht, allgemein von meinem Tag zu erzählen oder ganz oberflächlich über irgendein Thema, ist es, dass das so wichtige „*Drüber*reden" zu einer enormen Herausforderung, häufiger jedoch einer unüberwindlichen Barriere macht. Sowohl in der sozialen, oft sehr ungenauen und statusbezogenen Kommunikation, als auch in der Kommunikation des Traumas.

Meine Theorie ist, dass ich aufgrund dessen eine tertiäre DIS entwickelt habe. Es ging nie nur um das Ausmaß des Stresses oder das Extrem der Gewalt. Es ging auch darum, die Misshandlung durch ein Familienmitglied über Jahre als nicht einmal im Kern der Handlung ähnlich mit der Misshandlung durch eine fremde Person erkennen (und entsprechend einordnen) zu können, weil durch die bereits bestehende Fragmentierung meiner Wahrnehmung kaum eine Gemeinsamkeit erkennbar war. Die Unterschiede meines Funktionierenmüssens haben sich immer aus dem Anspruch meiner sozialen Umgebung und den sich daraus ergebenden Möglichkeiten zu dem zu kommen, was für die Reizverarbeitung und -integration nötig war, entwickelt.

Das bedeutet für meine Arbeit an traumatischem Material also auch, dass ich erforschen muss, welche Strategien der Verarbeitung ich in den jeweiligen Kontexten, die ein Funktionssystem in mir hervorbrachten, hatte und dass das nicht das Gleiche ist wie „meine inneren positiven Ressourcen".

Meine Strategie im Alltag ist die Intellektualisierung (sich Klarheit über die Situation verschaffen, analysieren, verstehen, was passiert ist) und sich in die Auflösung der Situation einbringen (sich daran beteiligen, etwas zu verändern oder zu lösen) — und eben nicht: ausruhen, im Körper ankommen, Trost annehmen oder so oft mit anderen Menschen darüber sprechen wie nötig. Das heißt nicht, dass alles andere nicht auch helfen könnte, aber ich *kann* nur mit diesen beiden Dingen überhaupt anfangen. Sie sind für mich, in meinem heutigen Alltag, die einzigen Strategien, meine Wahrnehmung zu defragmentieren und aufgenommene Reize mit mir hier und heute zu assoziieren – um in die Situation zu kommen, mich ausruhen zu können, in Worte und Kontakt mit anderen Menschen zu kommen.

Mit diesem Verständnis schaffe ich eine Assoziation mit meinen anderen Funktionssystemen. Ich kann nicht nur über die Trigger und Themen erkennen, wann sie aktiviert werden, sondern auch über ihr „unangemessenes Verhalten", welchen Kanal, welche Reizsparte ich als Gesamtperson jeweils zu integrieren versuch(t)e. Wo also gerade (oder generell) ein Verarbeitungsproblem vorliegt und was der Lösungsversuch oder die einzig zur Verfügung stehende Strategie ist, respektive war.

Für mich ist dieser Vorgang absolut losgelöst von meiner sozialen Umgebung.Für meine soziale Umgebung ist es jedoch oft schwer zu verstehen, wie vereinzelt, fast monolith das funktioniert. Ein Beispiel habe ich in diesem Buch bereits genannt: selbstverletzendes Verhalten.

Häufig wird es als das Selbst verletzendes Verhalten gedacht und nicht als „sich selbst mittels Verletzung die Chance auf ein Gefühl für sich selbst herstellendes Verhalten". Für mich selbst deuten Impulse für Selbstverletzung auf Angst vor dem Verlust des Ich-Gefühls, Depersonalisation, Kommunikation des Erlebten (Traumas) und einen Versuch der Selbstregulation. Seit ich mir in dieser Deutung selbst vertraue, schaffe ich es, einen Umgang damit zu finden, der mir Assoziation ermöglicht. Verbindung, Kommunikation unter den Funktionssystemen in mir.

Häufig verwende ich den geschützten Rahmen der Therapie als eine Art Hamsternest für die mir einrieselnden Erinnerungs- und Selbst- wie Fremdwahrnehmungsfragmente, in der Hoffnung, mit der Perspektive meiner Therapeutin Verbindungen, aber auch Differenzen zu finden. Heute verstehe ich, dass es nötig ist, meiner Therapeutin immer wieder zu sagen, wann ich mit etwas Gesammeltem komme und um ein Gesamtbild bemüht bin und wann ich mit Not um die Bedeutung von etwas komme, um sich an der Stelle nicht gegenseitig zu verwirren und zu enttäuschen.

Verwirrung und Enttäuschung sind für mich lange die Hauptkomponenten in der Kommunikation und Interaktion mit anderen Menschen gewesen. So auch in der therapeutischen Kommunikation und Interaktion. Es hilft mir heute, wenn meine Therapeutin ihre Antworten und Fragen rahmt, damit ich nachvollziehen kann, wie sie dazu kommt. Dabei geht es nicht darum, etwas über sie als Person zu erfahren oder sie und/oder ihre Reaktionen zu kontrollieren, sondern tatsächlich nur um ihren Gedankengang und dem zuvorkommend ihre Interpretation dessen, was ich formuliert habe. Denn so erschließt sich mir oft bereits auch der Kern ihrer Frage oder Reaktion — oder gibt mir genug Eingrenzung für eine Nachfrage, was der Kern sei. Auch hilft es mir, wenn meine Therapeutin mir sagt, welches Ziel sie mit einer Frage verfolgt. Geht es ihr um Faktenwissen, um eine Statusabfrage meines aktuellen Zustandes oder hat sie ein Verständnisproblem, das sie mit meiner Antwort lösen möchte?

Was für viele vielleicht umständlich und zu Redundanzen führend wirkt — oder wie etwas, das doch im Allgemeinen mehr oder weniger einfach klar ist, stellt sich für mich als die Maßnahme zur Barrierefreiheit dar, die mir immer gefehlt hat. Denn mir erschließen sich diese Dinge nicht und sie zu erraten führt zu Annahmen, die häufiger enttäuscht als bestätigt werden. Oder zu Verwirrung, die ich bei dem Tempo, in dem es in einem normalen

Gesprächsverlauf zugeht, weder als solche reflektieren, noch beworten kann. Was zu mehr Stress führt und meine Wahrnehmung weiter fragmentiert. Dies wiederum führt zu weniger Kohärenz – was bei mir als Trigger von Erinnerungsprozessen funktioniert, die wiederum zu fragmentiert für eine Einordnung in Akut oder Vergangen sind. Es entsteht ein undurchdringlicher Brei, den zu sortieren und verarbeiten unbeschreibbar anstrengend und frustrierend wenig gewinnbringend ist.

Ich bin dankbar und froh, meinem Eindruck und dem Willen zur Lösung des Problems gefolgt zu sein, statt weiter passiv auf eine wundersam diffuse Auflösung meiner Unpässlichkeit in der Traumatherapie zu warten.

Sie hätte sich ohne Kenntnis um mein autistisches Er_Leben und die Anpassung des therapeutischen Gesprächs daran nicht entwickelt. Ich hätte irgendwann aufgegeben. Ob vor meiner jetzigen oder bei einer anderen Therapeutin, das werden wir nie erfahren. Aber ich hätte aufgegeben. Meine Therapie und damit meinen Versuch zu heilen, um noch irgendwas von diesem Leben zu haben außer Not oder unterdrückte, kontrollierte, eingezwängte Not; und mich.

Content Note: ableistische Objektifizierung behinderter Menschen, wissenschaftliche Missinformation, Gewalt an Überlebenden („das zweite Trauma")

die „in den Autismus gefoltert"-Erzählung

Seit ich meine Auseinandersetzung mit Autismus und Trauma öffentlich lesbar dokumentiere, erreichen mich immer wieder Nachrichten von Menschen, die mich fragen, woher ich denn weiß, welche meiner Schwierigkeiten in der DIS beziehungsweise der komplexen Traumatisierung und welche im Autismus begründet liegen.

Viele denken darüber nach, ob sie autistisch sind, weil sie ebenfalls schon länger in Therapie sind, sie aber nicht hilft. Dann lesen sie, dass es bei mir mit einer seltenen Komorbidität zusammenhängt und prüfen sich selbst auf Autismus statt ihre Therapie auf ihre Qualität oder den eigenen Anspruch an die Therapie oder auch, was sie überhaupt als ihren Anteil der Arbeit in der Therapie verstehen und leisten können (wollen).

Manchmal wirkt auch die ableistische Annahme, mit einer diagnostizierten Behinderung bekäme man automatisch und bedingungslos die Hilfe, die man braucht. Dabei ist genau das Gegenteil der Fall, denn mit jeder Komorbidität sinkt die Wahrscheinlichkeit, von diversen Therapiekonzepten, Betreuungsangeboten und Hilfsmitteln überhaupt profitieren zu können, da diese in der Regel für Menschen mit bestimmten Denk- und (Reiz-)Verarbeitungsfähigkeiten konstruiert sind und auch nur an solchen Menschen auf Wirksamkeit hin geprüft werden. Damit ist es wahrscheinlicher, als behindertes, von der Neuronorm divergierendes Opfer von Gewalt weniger Behandlungs- und Hilfeangebote überhaupt finanziert zu bekommen, als eine neuronormalisierte Person, die zum Beispiel einfach sehr lange braucht, um ihr Vermeidungsverhalten ablegen zu können.

Menschen mit DIS (und entsprechend alle Menschen mit chronischen Traumafolgestörungen) können aufgrund ihrer neurologischen Besonderheiten[74] [75] [76] [77] [78] [79] [80] als neurodivergent bezeichnet werden — allerdings wurden die meisten von ihnen mit einer üblichen, in der Regel nicht-autistischen Grundausstattung geboren und könnten durch eine bedarfsgerechte Psychotherapie sowohl emotional also auch neurologisch heilen (erneut) divergieren und so (wieder) zu einem typischen Funktionieren kommen wie andere Patient_innengruppen auch.[81] [82] [83] [84]

Dieser Umstand ist wichtig zu verstehen, denn er basiert auf zwei Annahmen, die sich in Therapien und natürlich auch der Therapiebürokratie oft nicht spiegeln:

1. Komplex traumatisierte Menschen er_leben nicht angepasst auf ein nicht chronisch traumatisierendes Umfeld und handeln entsprechend nicht angepasst (also abweichend). Das macht sie selbst nicht zu abweichenden Menschen. Jede Traumatherapie muss als Unterstützung in einem neuerlichen Anpassungsprozess funktionieren können.

2. Therapiefortschritte können in Richtungen gehen, die unerwartet sind. Ermögliche einem Menschen Bewusstsein über sich und er wird welches haben — und das kann bedeuten, dass dieser Mensch feststellt, dass er ein auf vielen Achsen abweichender Mensch ist. Nicht wegen des Traumas, sondern aufgrund seiner ganz eigenen Möglichkeiten, Fähig- und Fertigkeiten mit dieser Welt authentisch zu interagieren. Es ist zwingend notwendig anzuerkennen, dass divergente Menschen auch traumatisiert sein können. Trauma verändert viel, aber nicht alles, nicht immer.

Diese Ansicht wird von vielen Menschen bis heute nicht geteilt.

Immer wieder werde ich auch mit der Theorie konfrontiert, frühes Trauma oder gezielte Folterung würde Autismus verursachen, was etwas sei, das Täter_innen erreichen wollen, weil sie sich dann sicher sein würden, dass ihre Opfer nichts verraten könnten.

Tatsächlich können Traumatisierungen zur Ausbildung dessen führen, was als „autistische Züge“ und „Entwicklungsstörungen“ pathologisiert wird.[85] [86] [87] [88] Das kann chronische Depressivität jedoch auch.[89] [90] Und Magersucht auch.[91] Und auch im Symptombild von Zwangsstörungen gibt es Gemeinsamkeiten.[92] Und auch Psychoseerfahrungen können zusammen mit traumatischen Erfahrungen zu „typisch autistischen“ Kommunikationsstörungen führen.[93] Auch Alexithymie[5] kann zu Eigenschaften führen, die autistischem Erleben sehr ähnelt. Zwei Erlebensweisen, die einander erheblich beeinflussen[94] und sehr häufig sogar zusammen auftreten[95] [96] [97] [98] [99] [100], jedoch ebenfalls nicht ausschließlich in Folge von Traumatisierung entstehen.

5 Alexithymie (auch bekannt unter dem ableistischen Begriff „Gefühlsblindheit“ oder „Gefühlslegasthenie“) wird heute als eine Störung der Affektregulation verstanden. Die Betroffenen haben Schwierigkeiten in der Wahrnehmung und Kommunikation von Gefühlen. Hans J. Grabe, Michael Rufer (Herausgeber), „Alexithymie: Eine Störung der Affektregulation, Konzepte, Klinik und Therapie“, 2009 by Verlag Hans Huber, Hogrefe AG, Bern

All diese Erkenntnisse geben Anlass zur Annahme, dass „autistische Züge" eigentlich etwas so übliches sind, dass die Einordnung in „betroffen" (von Autismus) und „nicht betroffen" willkürlich passiert[101] Im Fall der „in den Autismus gefoltert"-Erzählung muss man meiner Ansicht nach besonders darauf achten. Wird eine behinderte Person, die sich nur schwer (und abhängig von der Unterstützung bestimmter Menschen) verständigen kann, ausgenutzt, um eine Verschwörungserzählung zu belegen? Wird eine Behinderung als etwas gerahmt, das angetan wurde, um das Leben mit traumatischen Erfahrungen besonders schlimm und elend darzustellen? Oder werden die Leistungen einer autistischen Person, die über ihre traumatischen Erfahrungen spricht, überhöht, weil sie es *trotz* ihres Autismus tut? Oder gibt es um die autistische Person herum Menschen, die nicht akzeptieren wollen — oder ausnutzen — dass es noch Unklarheiten über die Entstehung von Autismus gibt?

Man tut gut daran sich zu fragen, ob man konfrontiert mit autistischen Menschen etwas fühlt, das man nicht-autistischen Menschen gegenüber nicht fühlt. Und ob man traumatisierten Menschen gegenüber Gefühle hat, die man nicht-traumatisierten Menschen gegenüber nicht hat. Und ob sich diese Gefühle vielleicht sehr ähnlich sind.

Ja, die meisten Menschen, die ihren Alltag ohne große Hürden und Barrieren hinkriegen, denken nicht oft über das Leben mit Behinderung nach. Für sie ist es ungewöhnlich, Hilfe zu brauchen oder auf andere Menschen angewiesen zu sein. Sehr viele (leider die meisten) Menschen haben sogar gelernt, dass Angewiesenheit und Hilfebedarfe etwas Schlechtes, Peinliches, eine (gefährliche) Schwäche Offenbarendes sind. Für sie müssen behinderte Menschen mit Unterstützungsbedarfen automatisch bedauernswerte, schwache Wesen sein. So funktioniert für viele die „in den Autismus gefoltert"-, „in die Behinderung gequält"- oder auch „in die Frührente traumatisiert"-Erzählung als ein Mittel, die Gewalt in ihrer Schwere zu beschreiben. Ihrer Ungeheuerlichkeit, ihrer Zerstörungskraft. Aber auch um die Schwere der Folgen zu beschreiben. Weil: Mehr ist mehr.

Um die Menschen selbst geht es dabei nicht. Sie sind in diesen Erzählungen lediglich das Trägermaterial, das Objekt. Und das macht diese Geschichten — auch mit den besten, liebsten Absichten verbreitet — zu Gewalthandlungen an behinderten Menschen.

Das zu erkennen ist nicht leicht in einer Gesellschaft, die behinderte Menschen hasst und systematisch ausgrenzt, ja sogar noch vor ihrer Geburt zu vernichten hilft. Es erscheint in Ordnung, das Leben mit chronischer

Krankheit oder Behinderung als weniger lebenswert und legitim — normal — einzuordnen und mit allem zu verbinden, was ebenfalls als illegitim und schrecklich gilt. Zum Beispiel Trauma durch extreme Gewalt, grauenhafte Unglücke, verantwortungsloses oder fahrlässiges Handeln gegenüber Gleichen und und und.

Aber es ist nicht unerkennbar. Man kann sich darin trainieren, solche Erzählungen zu erkennen und zu vermeiden. Man kann sich mit behinderten Menschen, komplex traumatisierten Menschen, Menschen, die ganz anders ticken und leben und sich selbst verbinden. Nicht trotz der Unterschiede, sondern wegen der Gleichheiten.

Content Note: umfassende Ausgrenzung

die Komplexitätsreduktion

Neben seinen eher abstrakten Beschreibungen gesellschaftlicher Systeme hat Luhmann auch erklärt, dass Vertrauen „ein Mechanismus sozialer Komplexitätsreduktion" sei. Er beschrieb all seine Beispiele für Komplexitätsreduktion, als sei es ein natürlicher Vorgang. Eine Art selbstverständlich in alle Systeme eingebaute Filterleistung, dass Systeme diskriminieren, was ihnen nicht funktionell dienlich ist.

„Order from noise", so Luhmann, ist das Ziel aller Systeme und Funktion all ihrer Operationen. Aus der Masse an Reizen und Irritationen wird herausgefiltert, was dem System dient. So entstehen Strukturen, die zu mehr Kapazität führen. Dieses „Mehr" an Kapazität trägt zum Wachstum des Systems bei und damit auch zu mehr Notwendigkeit von Komplexitätsreduktion. Systeme machen es sich also einfach, um selbst eins.facher – spezialisierter, fokussierter – werden zu können.

Im Lesen dieser Dynamik fühlte ich mich an viele Gespräche erinnert, die mich mal verwirrt, mal zutiefst verzweifelt, oft frustriert und dissoziiert zurückließen. Gespräche, die für mich so viele Ebenen hatten, so viele Bestandteile und Wichtigkeiten, die von meinen Gegenübern aber in aller Regel nicht einmal im Ansatz wahrgenommen wurden. Wie oft fühlte ich mich mit Problemen alleingelassen, nachdem andere mir sagten, dass ich mir viel zu viele Gedanken mache. Wie oft nicht ernst genommen, wenn die Antworten und Reaktionen meiner Mitmenschen sich lediglich auf einen Aspekt eines Themas bezogen, das ich so genau wie möglich beschrieb, damit ich verstanden werden würde.

Ja, in anderen Menschen und auch in ihren Gesprächen untereinander fand ich Luhmann bestätigt. Total.

Und in mir nicht.

Scheinbar ist mein biologisches oder psychisches System nicht darauf ausgelegt oder fähig dazu, Komplexität auf die gleiche Art, in der gleichen Geschwindigkeit zu reduzieren, wie die meisten Menschen.

Ich kann durchaus und ganz besonders in traumareaktiven Zuständen sehr effizient Komplexität reduzieren. Da kann ich so gründlich reduzieren, dass es mich nicht mehr gibt, dass es meine Gefühle und Gedanken nicht mehr gibt, geschweige denn irgendetwas von meinen inneren Skripten, die mir im Alltag dabei helfen, effizient zu erraten, was wer wie warum gemeint haben könnte — wenn sie_r nicht x, y, z gemeint hat, weil die Faktoren, gelistet in Skript A bis Z, nicht bestehen und auch die Körpersprache bestimmte Kriterien erfüllt.

Ich kann es, aber nicht automatisch. Ich muss aktiv schalten. Muss wie beim Autofahren viel vorausschauender kommunizieren, brauche also viel mehr Informationen darüber, worum es geht, was das Ziel — die Funktion — der Kommunikation sein soll und welche Bedeutung sie für mein Gegenüber hat.

Dieser Umstand macht mich zu einer_m sehr guten Problemfinder_in und Lösungsoptionen-Aufzeiger_in. Denn ich muss nach Dingen fragen, die für andere Menschen oft schon von sich „weggeordnet" sind und mir erklären lassen, wie sie zu ihren Gefühlen für oder über etwas kommen. Wenn jemand mit einem Problem um meine Perspektive darauf bittet, wird das oft ein langes, sehr anstrengendes Forschungsgespräch, aber meistens lohnt es sich und es ist von Vorteil für uns beide.

Allerdings ist das nicht die Regel. In der Regel werde ich bereits auf eine Art angesprochen, die mir die Funktion des Gesprächs verschleiert. Es wird verkürzt, verallgemeinert und sehr viel Wissen vorausgesetzt, ohne einen Hinweis darauf, dass es die Option zum Abgleich dessen gibt. Ich habe nicht die Chance auf eine eigene „order from noise". Aber auf noise. Jede Menge noise.

Weil die meisten Menschen sich in ihrer Kommunikation orientieren und ergänzen können, brauchen sie nur wenige Informationen von sich mitteilen und sind es gewohnt, einander in Statusupdates zu unterhalten. Sie sprechen über sich und übereinander — nicht von sich und voneinander.

Ich kann das nicht, und das ist ein Problem sowohl im Alltag als auch in der Traumatherapie. Wer etwas über mich wissen möchte, kann mit ein, zwei Fragen das ganze Gespräch in eine Todeszone der Awkwardness verwandeln mit mir in seinem Zentrum. „Na, wie gehts?" ist so ein klassischer Reiter meiner persönlichen Gesprächsapokalypse. Aber auch „Womit sind Sie heute da?" oder im medizinischen Kontext: „Was sind das für Schmerzen?"

Nicht-autistische Menschen scheinen ganz eigene Kataloge für die Beantwortung dieser Fragen zu haben und keinen Wert auf die tatsächliche Information zu legen. Wenn sie sich im Alltag fragen „Na, wie gehts?", dann wollen sie noch nicht einmal wissen, wie es der anderen Person mit irgendetwas in ihrem Leben geht — sie machen eine allgemeine, absolut diffuse Statusabfrage des Moments, um zu prüfen, ob die gefragte Person für soziale Kommunikation bereit ist. Für mich ist das sinnloser noise. Total überflüssig. Wenn ich herausfinden will, ob eine Person gerade mit mir sprechen möchte oder kann, dann frage ich sie danach. Wenn ich wissen möchte, wie es der Person allgemein im Leben geht, dann frage ich sie, wie es ihr bei der Arbeit, mit dem Hobby, den Freund_innen, der Familie und so weiter geht und gleiche meinen Gesamteindruck mit der Person ab.

In der Therapie sorgen derlei diffuse Abfragen für Verunsicherung bei mir. Zum einen, weil sie nicht strukturiert sind und ich mir nicht sicher sein kann, welche Antwort die richtige ist — was einen sozialen Trigger bedeutet, nämlich den, nicht sicher im Kontakt zu sein; der eine ganze Kaskade traumareaktiven Verhaltens zur Folge hat. Zum anderen, weil ich mein Gegenüber nicht als Menschen kenne, sondern als funktionellen Operator. Meine Therapeutin ist nicht meine Freundin oder eine Arbeitskollegin oder ein Familienmitglied — ich kann sie nur in der Therapie beobachten und nur dort ihren Kommunikationsstil abspeichern — in diesem Setting allerdings kommuniziert sie mit Methoden und verfolgt therapeutische Überlegungen. Sie ist sozial mit mir — aber es ist kein diffuses soziales Miteinander, sondern ein ganz konkretes. Die Funktion ist ganz konkret, das Ziel ist ganz konkret. Eine diffuse Ansprache oder scheinbar ziellose Fragen verwirren mich entsprechend. Wenn dann noch die wie weiter vorn beschriebenen Sprachbilder dazu kommen, bin ich verloren, und auch das ist ein Trigger, auf den ich häufig mit Dissoziation reagiere. Entsprechend oft bin ich in nicht auf mich angepasster Therapie eigentlich nicht arbeitsfähig gewesen. Ich trieb immer wieder mehr oder weniger verängstigt, verwirrt oder verzweifelt im sozialen noise des Therapietermins, dessen Fragmente immer wieder einen Rettungsring für einzelne soziale Funktionssysteme in mir boten, aber nur selten wirklich eine Basis wurden.

Wie soll ich Vertrauen in Menschen entwickeln, die mich immer wieder verwirren und verängstigen? In Menschen, die mir nicht signalisieren, dass sie diesen Zustand von mir an.erkennen und auch nicht schön finden und vielleicht sogar genauso gern vermeiden wollen wie ich? Wie soll ich in einer

Ansprache, die zu einem Gespräch *über* mich führen soll, auf die Idee kommen, dass ich *von mir* sprechen darf? Von mir, aus mir heraus erzählen darf?

Ich habe schon früh im Leben gemerkt, dass ich nicht dazugehöre, weil ich andere Zugänge und Methoden zu ganz einen Ordnungen habe. Nicht immer ganz und selten absichtlich, aber doch spürbar in jedem Kontext, in dem ich mich bewegte.

Heute gibt es für all das Studien, früher nicht. Mir wurde gesagt, dieses Gefühl gehöre zum Erwachsenwerden und hätte es etwas mit der Arroganz der Jugend zu tun. Vermittelt, es läge an meiner Hochbegabung und einer Überheblichkeit, die sich daraus bei mir entwickelt hätte. Angetragen, dass es vielen Opfern extremer Gewalt so geht, wenn ihnen so lange nicht geholfen wurde, weil ihr Leiden so lange unsichtbar war für andere Menschen. Eintherapiert, dass dieses Gefühl ein Kernproblem psychischer Krankheit sei, mit dem andere Menschen überhaupt nichts zu tun hätten. Gelehrt, dass unsere Gesellschaft eben einfach nur für *weiße* heterosexuelle cis ~~Menschen~~ Männer konstruiert und gestaltet wird.

Heute habe ich, gestärkt von anderen autistischen Erwachsenen und dem Kontakt mit ihnen, das Selbstbewusstsein, meine Art der Komplexitätsreduktion anzuerkennen. Das heilte bereits viele Wunden und trägt zu einem allgemeinen Kontrollgefühl bei. Denn mich selbst positionieren zu können, bedeutet auch zu „order from noise“ zu kommen für mich. Nur weil da, wo ich bin, selten auch viele andere und praktisch nie neuronormalisierte Menschen sind, heißt es nicht, dass ich dort allein bin oder es diesen Punkt nicht wirklich gibt. Nur weil ich mich nicht zugehörig fühle, heißt es nicht, dass ich nicht dazu gehöre beziehungsweise dazugehörig positioniert werden kann.

Im Guten wie im Schlechten.

Content Note: Ausgrenzung, klinischer Kontext, Vorurteile über Opferschaft

die Akzeptanz

Es gibt wenig, was im Austausch mit anderen Vielen als Thema so oft auftaucht wie die Frage nach der Akzeptanz. „Wie kann ich die DIS akzeptieren?", „Wie kann ich „die Anderen" akzeptieren lernen?", „Wie kann ich akzeptieren, was uns hat Viele werden lassen?"

Der Umstand, dass dabei häufig eine Wie-Frage gestellt wird, ließ mich lange glauben, dass Menschen wirklich wissen wollen, was ich konkret dafür getan habe, um mein Vielesein zu akzeptieren — und auch, was ich bis jetzt getan habe, um mein autistisches Sein zu akzeptieren. Aber das wollen viele gar nicht wissen.

Manchmal, weil sie sich nicht klarmachen, was Akzeptanz ist und was es wirklich bedeutet zu akzeptieren.

Akzeptanz ist ein positives Werturteil.

Sie erfordert also mehr oder weniger umfassende Kenntnis vom Gegenstand der Akzeptanz, mehr oder weniger tiefgreifende Kenntnis um die Möglichkeiten und Grenzen der Wirkungsmacht dieses Gegenstandes (implizit also auch um die Möglichkeiten und Grenzen der Kontrollierbarkeit dieses Gegenstandes) und nicht zuletzt auch die Fähig- und Fertigkeiten, die es braucht, um Urteile kontextuell korrekt zu fällen.

Akzeptanz ist das Ergebnis eines Prozesses, aber auch in sich selbst ein Prozess, den man gestalten muss. Den man aushalten können muss. Für den man selbst-und eigenverantwortlich ist.

Um akzeptieren zu können, was man lange (aus Angst, aus Scham, aus negativen Werturteilen heraus) abgelehnt hat, braucht man zwingend ein Umfeld, in dem man sich dem Gegenstand widmen kann, ohne in diesen Gründen, diesen unangenehmen Gefühlen bestätigt zu werden. Aber auch ohne abgelenkt oder gestört zu werden. Ist dieses Umfeld nicht vorhanden, muss man es sich schaffen. Dazu gibt es keine Alternative. Auch das muss man begreifen und akzeptieren.

Akzeptanz fordert eine Ehrlichkeit ab, die man vielleicht noch nicht erlebt hat. Vielleicht wurde man die meiste Zeit des Lebens über alles mögliche belogen — wie viel Gelegenheit hatte man dann, Ehrlichkeit in Wort und Tat an sich zu erleben? Und wie oft war Ehrlichkeit etwas, das die eigene Integrität als Mensch bedroht hat? Und wie oft hat man die Chance, sich selbst gegenüber ehrlich zu sein, ohne sich irgendeiner Wahrheit zu verpflichten? Ehrlichkeit kann mit umfassenden Gefühlen der Einsamkeit und anderen Konsequenzen konfrontieren.

Akzeptanz erfordert jedoch, mit all ihren Konsequenzen umgehen zu können. Und zwar möglichst so, dass man selbst daran wachsen kann oder wenigstens nicht daran kaputt geht. Es nützt überhaupt nichts, das eigene Vielesein zu akzeptieren, wenn das direkte Umfeld es überwiegend nicht tut — oder nur abstrakt oder unter bestimmten Bedingungen. Dann ist man nämlich von diesem Umfeld abhängig und kann es nicht verlassen, ohne auch die eigene Akzeptanz zu verlieren.

Ein klassisches Klinikphänomen übrigens. Ich habe oft erlebt, wie viele Viele in einer Klinik von der verschlossenen Auster zur sozialen Rampensau mit ihrem Vielesein wurden, solange sie in dem geschützten Rahmen der „bekloppten Crowd“ waren, wo sowieso alle irgendwie *anders* sind — nur um dann keine zwei Wochen zurück zu Hause wieder die verschlossene kleine Auster mit geheimer „Pearl of Shame“ im Bauch zu sein. Das ist keine Akzeptanz. Das ist eine Mischung aus Performance, die zu machen manchmal nötig ist, um sich anzupassen und zuweilen sogar ganz hilfreich, um überhaupt zu bemerken, dass man üblicherweise immer eingequetscht im Schutzpanzer lebt — und emotionaler Selbstverletzung, weil man oft eigentlich ganz genau weiß, dass man sich selbst und allen anderen etwas vormacht und deshalb erst recht keinen Raum hat, so zu sein, wie man ist (oder glaubt oder hofft zu sein), ohne negative Konsequenzen befürchten zu müssen.

Es hat keinen Sinn, sich zu „radikaler Akzeptanz“ zu verpflichten (oder sich im Rahmen einer „Dialetisch Behavioralen Therapie„ (DBT) dahingehend zu trainieren), wenn man nicht in der Lage ist, ohne Dissoziation, ohne Gewalt, ohne problematisches Vermeidungsverhalten mit ihren Aus_ Wirkungen umzugehen.

Es hat auch keinen Sinn, sich mit Akzeptanz zu beschäftigen, wenn man noch nicht einmal genau weiß, was konkret zu akzeptieren ist am Vielesein.

Für viele stehen die als ursächlich gedachten Traumatisierungen im Vordergrund. Sie glauben, sie täten sich schwer mit der ganzen Akzeptiererei, weil sie sich nicht als Opfer wahrnehmen. Weil sie glauben, ihnen sei nie etwas passiert — und selbst wenn, dann doch nicht *sowas*.

Das internalisierte Bild von Opferschaft ist in der Regel ein ableistisches, das von Sexismus und Rassismus, häufig auch von Klassismus flankiert wird. Heißt: Die meisten Menschen denken bei einem Opfer als Stereotyp nicht an einen weißen Mann ohne Behinderung in der Hetero-Ehe mit zwei Kindern, im Oberschichts-Villenviertel, sondern eher an eine lernbehinderte Woman of Color, alleine mit acht Kindern, die als Sexarbeiterin im Ghetto ihr Geld verdient.

Und das ist relevant.

Nicht nur, weil die benannten Achsen es leicht erscheinen lassen, sich von diesem Stereotyp sehr leicht abgrenzen können — sondern auch, weil sie die Dissoziation zwischen Kind und Erwachene_r sein völlig natürlich mit einbinden. Alle Kinder in unserer Gesellschaft werden adultistisch diskriminiert. Alle Kinder in unserer Gesellschaft werden ableistisch diskriminiert. Sie sind Kinder — das Glück ihrer Eltern, die Zukunft unserer Gesellschaft glory glory — aber bestimmen dürfen die meisten nicht ein Quäntchen über sich oder die Strukturen ihrer Gegenwart und Zukunft.

Die meisten Erwachsenen vergessen das. Oder erleben diese Unfreiheit nie bewusst. Sie legen ihre Kindheit ab wie einen alten Hut, das wusste schon Erich Kästner.

Der Großteil der Menschen, die Viele sind, können diesen „Hut", das Erleben von Kindheit, nur kognitiv ablegen, weil es auf allen anderen Ebenen noch gar nichts ist, was sie überhaupt so verstehen, anfassen, mit sich selbst in Verbindung (Assoziation) empfinden und begreifen können. Sie können sich selbst nicht als Kinder denken — und so nicht auf der relevanten Achse des Alters verorten.

So werden sie davon getrennt anzuerkennen, dass sie — egal was sie glauben, was ihnen passiert sein müsste, um Viele zu werden — nicht als die erwachsene Person geboren wurden, die sie jetzt sind und auch nicht als so fähige Person geboren wurden, wie sie es jetzt sind. Sie werden getrennt von der Erkenntnis, dass sie über eine lange Zeit in ihrem Leben überhaupt gar keinen Einfluss hatten, nichts konnten, nichts wussten und absolut abhängig waren. Dass ihnen also sehr wohl alles mögliche hat passieren können.

Und, dass sie in die Falsifikation gehen müssten, um zu prüfen, ob ihnen etwas Schreckliches passiert ist oder nicht. Sie könnten nicht mehr in der Frage verharren: „Ist mir etwas passiert oder nicht?", sondern müssten sich fragen: „Woher weiß ich, dass mir nichts passiert ist?", „Was spricht dafür, dass mir nichts passiert ist?“ und „Wie verlässlich sind meine Quellen, die ich dazu befragen kann?“, „Wer könnte welche Interessen mit welchen Antworten an mich verfolgen?“

Wenn man diesem Pfad folgt, landet man in einem extrem anstrengenden „rabbit hole“, einer scheinbar unendlich verzweigten Suche, die von vornherein eine problematische Verknüpfung enthält: nämlich die, dass die Ursache die gleiche Aufmerksamkeit wie die von ihr geschlagene Wunde braucht.

Viele Viele glauben, dass sie mit der Akzeptanz ihrer Gewalterfahrungen zur Akzeptanz ihrer Identität kommen, als wäre sie ein Bonus. Das ist sie aber nicht — eher im Gegenteil. Denn Gewalt ist scheiße. Und wenn man verstanden hat, dass Gewalt eine_n gemacht hat, dann ist sich selber scheiße zu finden oder sich zu fragen, ob man es überhaupt wert ist, am Leben zu bleiben, eher ein logischer Schluss als ein Anzeichen einer psychischen Dysfunktion.

Es hat sich für mich selbst als hilfreich dargestellt, zuerst meine allgemeine Konstitution zu akzeptieren. „Okay, ich erlebe mich als Viele — meine Mitmenschen als eine. Was bedeutet das und was davon sind Dinge, die ich beeinflussen kann, darf, möchte?“

Ich habe sehr schnell verstanden, dass die Inkongruenz mit meiner Umwelt mein Hauptproblem dabei ist — dass ich dieses Empfinden aber auch in Bezug auf sehr viele andere Dinge habe und mir dazu aber niemand jemals sagte, dass ich mich darin akzeptieren soll. Ich bin nicht binär und pansexuell — man kann sich vorstellen, wie viel öfter mir vermittelt wird, ich solle mich als heterosexuelle (cis) Frau akzeptieren, denn als das, was ich wirklich bin.

Ich bin autistisch — die Inkongruenz zu nicht-autistischen Menschen ist so groß, dass die meisten sich nicht einmal vorstellen können, was ich da genau akzeptieren würde.

Das hat mir geholfen, meine Bemühungen um Akzeptanz überhaupt erst einmal in ihrem Rahmen zu begreifen. Und mich bewusst dagegen zu entscheiden. Ich akzeptiere meine dissoziative Identitätsstruktur nicht als etwas, das mich definiert. Ich akzeptiere sie als wissenschaftliches Konzept, als Diagnose in einer Gesellschaft, die von nicht-autistischen, *weißen* Menschen dominiert wird, welche in einer kapitalistisch organisierten Gewaltkultur leben — und als common ground in meiner Psychotraumatherapie, die ich mache, um meine Wunden zu versorgen, weil meine Therapeutin nur mit diesen Werkzeugen zu helfen gelernt hat.

Nicht mehr und auch nicht weniger. Nie weniger. Nie mehr.

Ich bin nicht „meine DIS" und werde es nie sein können — selbst wenn ich wollte. Einfach schon, weil DIS an sich — das Konzept, das Bild — der Gegenstand „Vielesein" — nur eine Idee, ein Konzept ist und ich ein lebender Organismus.

Ein verwundeter Organismus, der sich an diese Wunde, diesen Zustand der Verwundung angepasst hat, um zu überleben. Das ist, was mich jetzt, hier und heute interessiert. Das ist, was ich jetzt hier und heute beeinflussen kann. Um nichts anderes muss ich mich für mich selbst kümmern. Ich kann mich auch darum kümmern, wenn mir nie etwas passiert ist, was andere Menschen für schlimm genug halten. Ja, ich kann mich sogar darum kümmern, wenn nichts von dem, was ich glaube, dass es mir passiert ist, materiell nachweisbar passiert ist. Die Wunde ist da, darüber bin ich mir sicher. Das nehme ich an und nichts anderes ist wichtig, um mein Leben zu verändern. Vielleicht sogar zu verbessern.

Content Note: Diskriminierung, Pathologisierung, Normen, Ableismus

die Maske

Nun, wo ich akzeptiert habe, dass ich komplex traumatisiert bin und mich als Viele erlebe, da kann mir die Akzeptanz meines autistischen Existierens ja nicht schwer gefallen sein, richtig?

Nein. Leider nicht.

Aber ja — es läuft anders. Vielleicht leichter.

Die Autismusdiagnose hat mich nicht unendlich erleichtert und sie hat mir auch nicht Tür und Tor in ein besseres Leben geöffnet. In erster Linie hat sie mich verortet und mir so ermöglicht anzuerkennen, was ich vorher schon spürte, befürchtete, bekämpfte: Ich bin nicht da, wo andere Menschen mich verortet haben, und deshalb geht so vieles von dem, was sie für mich — aber auch gegen mich — tun, unterschiedlich weit an mir vorbei. Meistens zu meinem Ungunsten und ohne ihre Kenntnis.

Als autistischer Mensch kann ich wählen, ob ich mich als behinderter Mensch einordne, wie mich die Lehre der Pathologie einordnet oder ob ich mich als autistischer Mensch einordne, der ist, wie er ist, weil die Natur vielfältig ist und Menschen wie mich einfach so hervorbringt.

Bin ich voller Defizite, die mich zu einem Leben voller Entbehrung, Not und Kampf um mich in dieser Welt zwingen oder bin ich zufällig einfach so wie ich bin, in einer Gesellschaft, die überwiegend von Menschen gestaltet wird, die einfach nicht so sind wie ich?

Solche Gedanken konnte ich mir in Bezug auf mein Vielesein nie machen, denn das wird immer als Produkt, ein Ergebnis, gedacht. Viele Behandler_innen und auch betroffene Selbstvertreter_innen in der Öffentlichkeitsarbeit verbreiten noch heute, Vielesein würde entstehen, weil man sich nicht anders schützen kann und implizieren so, Vielesein sei eine Art unterbewusste Wahl oder zufällig lebensrettende, intuitiv getroffene Entscheidung. Entsprechend ist jedem Behandlungskonzept, das die DIS als Traumafolgestörung behandelt, gemein, dass sie nicht einfach so da ist. Dass niemand als Viele geboren wird, sondern zu Vielen gemacht wurde.

Diese Sichtweise war und ist bis heute wichtig, weil sie den Fakt zugrunde legt, dass Gewalt etwas mit Menschen macht, aber auch etwas aus ihnen macht. Es verändert sich nicht nur das Verhalten oder das Wertekonzept, es verändert auch das Selbstbild und die (Selbst- und Umwelt-)Wahrnehmung. In einer Gesellschaft mit tief hinein implementierter Gewaltkultur ist eine Annahme wie diese eine radikal herrschaftskritische Aussage und damit politisch relevant.

Sie bringt etwas, das ein Individuum be_trifft (Opferschaft), mit etwas, das das Kollektiv be_trifft (die Gesellschaft) zusammen und sagt gewissermaßen: „Hier, das haben wir zu verantworten. Das haben wir (aus diesem Menschen [der sein könnte, wie wir sind — der leben könnte, wie wir leben]) gemacht." Sie sagt das aber nicht in einen neutralen Raum hinein, sondern in eben jene Gesellschaft.

Eine Gesellschaft in Gewaltkultur lässt Aussagen wie diese zu, weil sie nicht von ihr bedroht wird. Soll doch jemand kommen und sagen: „Hey, wenn wir Kinder misshandeln, kriegen wir kranke Erwachsene." Es gibt Systeme für Kranke. Wir übernehmen Verantwortung für kranke Erwachsene. Wenn jemand kommt und sagt, das reiche nicht — dann kann man immer noch auf die eigene Basis verweisen. Kann immer noch sagen: „Ja, Gewalt ist aber die menschliche Natur. Wir Menschen sind halt so. Wasser ist nass — Menschen sind gewaltvoll. Schwund ist immer, wichtig ist hinterher aufzuräumen, das ist Verantwortungsübernahme. Gehen Sie weiter — hier gibt es nichts zu sehen."

Aus meiner Perspektive ist dieser Komplex der einzige Grund, weshalb es Menschen gibt, die Vielesein als menschliche Existenz überhaupt anzweifeln oder in Frage stellen. Wir Vielen sind lebende, aber immateriell gedachte, Gewaltbeweise in einer Gesellschaft, die nichts —wirklich keinen einzigen Aspekt des Lebens — ohne Gewalt ermöglicht, verhindert, produziert, erhält, verteilt ... macht und gleichzeitig keinerlei Bewusstsein dafür hat. Und auch nicht haben darf. Denn was wäre wenn? Die Anerkennung des umfassend gewaltvollen Miteinanders in jedem Aspekt würde dazu führen, dass nichts mehr funktioniert. Dass sich alles ändern müsste. Dass sich alle verändern müssten. Sich selbst, ihre Werte,ihre Selbst- und Umweltwahrnehmung.

Alle würden viel verlieren. Niemand kann sich wirklich vorstellen, was zu gewinnen sein könnte. Wozu also etwas riskieren?

Es geht doch.

Leider habe ich bisher nur wenige Viele und noch weniger Behandler_innen getroffen, die Menschen mit DIS in diesem großen Kontext sehen (können/wollen). Das persönliche Leid erscheint den meisten Menschen einfach übersichtlicher. Kontrollierbarer. Sie können sich innerhalb der Versorgungssysteme für kranke Menschen und auch innerhalb der ideologischen Konzepte von psychischer Krankheit als in Individuen wirkender Zustand einfach besser orientieren. Sie fühlen sich darin sicherer als außerhalb — selbstwirksamer, hilfreicher. Und sehen sich deshalb häufig als Menschen, die aktiv etwas gegen Gewalt und Unrecht tun, obwohl sie eigentlich nur die angekrusteten Popel unter einer laufenden Nase beseitigen.

In meiner Auseinandersetzung mit meiner autistischen Existenz stieß ich ebenfalls sehr schnell an den großen Kontext.

Mein Wunsch hinter der Diagnostik war ein Wunsch nach Anpassung. Ich wollte mit meiner Therapeutin in Kontakt gehen. Ich wollte sie verstehen. Ich wollte wissen, was ich machen muss, damit sie mich versteht. Ich wollte verstehen, ob und, wenn ja, ich bei mir ansetzen muss. „Mache ich etwas falsch — und wenn ja, mache ich das aus individueller Verkorksung durch verkorkstes Lernen oder aus individueller Verkorksung, weil ich einfach so ein Korksmensch bin?“ war meine Ausgangsfrage.

Dass sich hinter meinen Überlegungen zutiefst ableistische Werte verstecken, war mir damals zwar bewusst, loslassen kann ich sie aber bis heute nicht, wenn es um mich selbst geht.

Viele Eltern autistischer Menschen scheuen sich vor einer Diagnostik ihres Kindes, weil sie ihnen keinen Pathologie-Stempel fürs Leben verpassen wollen. Als wäre der Arschloch/Trottel/Behindi-Stempel, den die Gesellschaft vergibt, irgendwie besser und der Ableismus des psychiatrisch-medizinischen Kontextes ein anderer als der in der Gesellschaft.

Ich strebte diesen Stempel an, weil ich in meinem Lebensalltag nur meinen eigenen Selbsthass über etwas hatte, das niemand überhaupt bemerkt oder als Problem verstanden hat. Mein Selbstbild ist ein ableistisches und nur deshalb konnte ich überhaupt annehmen, dass man mit den Mitteln der Psychiatrie an mir schon feststellen würde, ob und wenn ja was mich dabei be_hindert zu funktionieren wie die Mehrheit der Menschen.

Erst mit der Erkenntnis, dass der Großteil meiner Schwierigkeiten überhaupt nicht autismusbedingt, sondern (soziale) Umwelt.bedingt sind, konnte ich anfangen darüber nachzudenken, was ich nun also von mir als autistischer (komplex traumatisierter) Mensch zu akzeptieren lernen will.

Ich habe vollständig akzeptiert, dass ich eine autistische Person bin — aber, was das für das Miteinander mit anderen Menschen bedeutet, erfordert nicht nur von mir Akzeptanz, sondern auch von den anderen Menschen.

Ich habe vollständig akzeptiert, dass ich eine behinderte Person bin, weil ich zur Hinnahme des Umstandes gezwungen bin, dass nicht-autistische beziehungsweise nicht als neurodivergent eingeordnete Menschen sich selbst als Norm zugrunde legen und Menschen wie mich damit ausschließen. Gesellschaftlich, kulturell, politisch, sozial im ganz banalen Miteinander. Immer.

Und, dass sie sich dessen in der Regel nicht bewusst sind oder glauben, sie hätten keinen Einfluss auf die Umstände, in denen sie leben.

Als autistische_r, von zwischenmenschlicher Gewalt komplex traumatisierte_r, Freund_in bin immer wieder ich die Person, die Anstöße in dieses Bewusstsein bringt. Immer wieder bin ich es, die_r die sozialen Konventionen verletzt, welche benutzt werden, um ein Wir-Gefühl zu entwickeln. Immer wieder werde ich aufgefordert, meine Grenzen zu erklären, meine Verletzungen zu vermitteln, meinen Ausschluss nicht als solchen zu verstehen, sondern als etwas, das ich durch Arbeit an mir selbst hinter mir lassen kann.

Keine_n meiner Freund_innen oder Menschen, mit denen ich in Kontakt sein will, kann ich treffen, ohne mitdenken zu müssen, dass ich Schmerzen erleben werde. Dass ich mich sehr anstrengen muss. Dass ich die Zeit nach dem Treffen mit Erholung, Allein- und manchmal auch sehr Einsamsein und Selbstfürsorge verbringen muss, um so etwas Basales wie Selbstgefühl, Körpergefühl, Gedanken, Entscheidungsfähigkeit nicht zu verlieren.

Ich weiß, dass die meisten nicht-autistischen Menschen es wie eine überdramatische Schilderung von persönlichem Leid verstehen, wenn ich sage, dass für mich der Kontakt zu anderen Menschen immer wieder wie eine Entscheidung gegen mich, gegen meine persönlichen Grenzen, ja oft sogar gegen meinen eigenen Willen ist. Für mich ist das aber gar nicht der dramatische Teil. Für mich ist das — diese permanente Entscheidung gegen mich selbst — normal. Mein ganz normales Opfer für den Kontakt mit anderen Menschen. Für den Kontakt zu Ideen, zu Ressourcen, zu Inspiration und darüber auch zu mir selbst.

Erst durch die Arbeit mit dem Begleitermenschen wurde mir bewusst, dass es ein einseitiges Opfer ist, das von nicht-autistischen Menschen nicht einmal bemerkt, anerkannt, gewertschätzt wird und selten von ihnen auf sich genommen wird, um in Kontakt mit mir zu gehen. Alle halten es für so selbstverständlich und einfach miteinander zu sein, zu kommunizieren, zu interagieren, dass das Wie, der Ton, die Performance, das Wir-Gefühl der interessante Teil ist — während ich mich bereits für die Basis praktisch völlig verausgabe und selten noch Kraft für etwas Eigenes aufbringen kann.

Das, was andere von mir erleben, ist meine Maske. Die Funktionssysteme, die sich aus dem letzten Rest-Ich und der letzten Kraft zur Anpassung noch entwickeln konnten. Eine Mischung aus sozialen Skripten, vertontem Text und dem ununterdrückbarem Trieb zur Verbindung, zur Anpassung, zum Selbstschutz, zum Überleben. Das bin nicht ich.

Auch das ist ein Produkt.

Das sogenannte „Masking" wird von vielen Menschen berichtet. Ob autistisch oder traumatisiert, psychisch krank oder einfach nur einsam, eine Maske scheinen alle zu tragen, um sich in (der) Gesellschaft anzupassen.

Entsprechend problematisiere ich mein eigenes Masking als solches nicht. Ich mag mein maskiertes Leben. Es ermöglicht mir viel, und wenn es alle Menschen machen, dann bin ich wenigstens in dem Punkt mit ihnen gleich.

Mein Problem ist, dass ich nicht weiß, wer und wie ich ohne bin. Außer falsch. Krank. Minderwertig. Abstoßend vielleicht. Ekelhaft unter Umständen. Weder liebenswert noch des Lebens unter anderen Menschen würdig, wenns ganz hart kommt.

Die meisten Menschen wollen authentischen Kontakt miteinander. Die meisten Menschen tragen ihre Masken nur eine Weile und legen sie irgendwann ab. Ich wechsele lediglich die Skripte, manchmal auch die Funktionssysteme.

Für mich selbst ist das authentisch. So bin ich. So funktioniere ich. Nicht-ich-sein ist mein Ich-sein. Das akzeptieren zu müssen ist ein massiver Kraftakt, wenn man in unserer Gesellschaft lebt. Denn da gelten wir alle miteinander als spezielle Spezialindividuen, einzigartig and one of a kind. Unsere gesamte Kultur baut darauf auf, dass wir uns selbst als einzelnes Ich inmitten vieler anderer Ichs erleben und als einzigen anderen Zustand das Wir-Gefühl im Leben haben.

Deshalb ist das Leben mit DIS — einer Identitätsstruktur, die weder ein vergleichbares Ich — noch ein vergleichbares Wir-Gefühl ermöglicht — eins, das von der Norm abweicht. Und ein autistisches Ich wie meins, das wie eine Art Potemkinsches Dorf für jede soziale Situation aufgestellt und je nach Bedarf umgestaltet oder angepasst wird, als etwas, das nicht echt ist. Und damit eher als eine soziale Aussage denn ein Werkzeug, um überhaupt als sozial aussagefähig begriffen werden zu können.

Die Interaktion und Kommunikation mit nicht-autistischen Menschen ist deshalb so schwer für mich. Alles, was etwas von meinem Sein spürbar macht — oder auch nur machen könnte — wird bevorzugt als soziale Aussage verstanden. Eine individuelle Botschaft, ein Ausdruck, eine Repräsentation meiner Selbst. Die meisten nicht-autistischen Menschen nehmen an, dass niemand je nicht kommunizieren kann, weil sie in allem immer Kommunikation vermuten — weil sie sich mit allem, was sie aktiv wie reaktiv tun oder nicht tun, auch sich selbst kommunizieren beziehungsweise identifizieren. Eine reaktive Existenz und entsprechend überwiegend reaktive, ich-lose Kommunikation gibt es in diesem Modell nicht. Außer als Idee von einer wertlosen oder weniger lebenswerten Existenz. Zum Beispiel als „menschliches Gemüse" oder „zu behindert/beschädigt/krank, um irgendwas mitzukriegen".

Mir ist bewusst, wie problematisch und gewissermaßen selbstverletzend ich handle, wenn ich nicht-autistische Menschen als Norm nehme — gleichzeitig jedoch kritisiere, dass sie sich stets als Norm sehen — und von einem Ausschluss spreche, während ich gleichzeitig nicht konkret aufgrund meines Neurotyps diskriminiert werde.

Aus dieser Konstellation kann es jedoch kaum einen Ausweg geben, denn Identität, Selbst, Ich entwickeln Menschen nun einmal nicht nur aus sich selbst heraus. Identität folgt einer Funktion, die Funktion ergibt sich aus einem System für ein System. Und das System in diesem Komplex ist unsere Gesellschaft, unser Miteinander. Und dieses System braucht Menschen wie mich, um sich selbst zu definieren, sich selbst in seinen Funktionen zu erhalten. Das bedeutet: Was auch immer ich ändern kann, um nicht als Abgrenzungsgegenstand benutzt zu werden — zum Beispiel als behinderter Mensch im Kontrast zu einem „normalen Menschen" (was nicht zwingend das gleiche wie ein „nicht behinderter Mensch" ist) — ändere ich soweit ich kann. Mittels Maske. Mittels „faking normal".

Es gab in der letzten Zeit einen Drive unter behinderten Selbst_Vertreter_innen zum generellen Unmasking. Manche sehen es als revolutionären Akt, als Befreiung und damit wichtigen Auftakt der Konfrontation der Gesellschaft mit dem Umstand, dass behinderte Menschen überall sind; dass die Menschheit divers ist und dass Anpassung an die (neurotypische) Mehrheit etwas ist, was jederzeit auch wieder aufgehoben werden kann.

Es wirkt wie ein Aufstand. Sehr kraftvoll, sehr bewegt. Aber auch unter behinderten Menschen gibt es Hierarchien. Auch die Gesellschaft — das System — der behinderten Menschen funktioniert entlang der Achsen Alter, Geschlecht, *race*, Sexualität, Klasse und (Art der) Behinderung. Demaskierung ist nicht für alle gleich sicher, nicht für alle gleich möglich und auch nicht für alle gleich kompensierbar. Das Unmasking einer Person, die jeden Tag von der Assistenz anderer Menschen abhängig ist, geht mit so viel mehr Gefahr einher als das einer Person, die vielleicht sogar besser leben könnte, würde sie ausschließlich mit anderen von den gleichen Dingen behinderten Menschen zusammenleben.

Ich selbst kann mich durch meine Maske als privilegiert verorten und so wenigstens eine kontextuelle Verortung meiner selbst vornehmen. Für mich ist das viel — nicht genug, denn ich weiß, dass dies keine umfassende Einordnung und damit ein Risikofaktor von Marginalisierung ist — aber mehr habe ich einfach nicht in mir drin.

Mein autistisches Sein zu akzeptieren ist also weit mehr als zu akzeptieren, dass ich nie „normal" war und auch nie sein werde, weil die Gesellschaft autistisches Sein nicht normalisiert. Es ist mehr als Scham (als Trigger in Erinnerungen an traumatische Erfahrungen) zu bekämpfen, wenn mich jemand beim Stimming ertappt oder alle lachen, wenn ich für mich sehr naheliegende Fragen stelle, die mein sehr wörtliches Verstehen offenbaren. Es ist mehr als ein Kampf um das Verstehen, das Mitfühlen, das Mitdenken anderer Menschen über das, was ich mit.teile.

Mein autistisches Leben zu akzeptieren heißt auch eine Haltung zur ableistischen Diskriminierung in dieser Gesellschaft haben zu müssen. Sie verstehen zu müssen, sie als problematisch zu erkennen und gleichzeitig ertragen zu müssen, wie ebenjene Gesellschaft sich weigert, dieses Problem überhaupt anzuerkennen, geschweige denn zu lösen.

Ja, wir können uns mit voller Kraft in den Inklusionsaktivismus stürzen. Petitionen starten, unsere Gesichter für Sharepics herhalten und versuchen zu vermitteln — niemand von uns wird jedoch darum herum kommen, anerkennen zu müssen, dass wir den Rahmen, den gesellschaftlichen Kontext, innerhalb dessen wir das tun (voller Selbstakzeptanz, selbst gelebter Inklusion und so weiter) nicht verlassen können.

Und so verlasse ich auch meine Maske nicht. Obwohl sie schwer zu halten ist. Obwohl sie mich selbst verletzt. Obwohl sie in gewisser Weise ein Akt der Unsolidarität anderer autistischer (komplex traumatisierter) Menschen ist.

Sie hält mich am Leben, und das ist, was ich vor allem anderen brauche.

Content Note: Vorurteile über Opferschaft, medical racism, wissenschaftliche Missinformation, Eugenik, Ableismus, Sexismus

die Ursachen

In der 62. Podcast-Episode „Viele-Sein"[102] setzen wir uns mit den Gedankenschleifen auseinander, die viele Viele fahren, weil sie sich nicht sicher über ihre eigenen Erfahrungen sind. Diese Unsicherheit führt oft dazu, dass sie sich keine Hilfe holen, dass sie sich nicht gut versorgen und dass sie sich nicht zu sich selbst positionieren. Manche erleben ihre Unsicherheit auch als Angst, was zu einem Triggerreiz wird und immer mehr Gründe für Rückzug, Selbstschädigung und Verhaltensmuster der erlernten Hilflosigkeit liefert.

„Spinn ich oder bin ich ein Opfer?", die Frage hat mich auch eine Weile befasst, aber nicht sehr lange. Mir wurde schnell und oft genug klargemacht, dass das eine mit dem anderen nichts zu tun hat. Dass ein Gewaltopfer geworden zu sein weder ein geheimes Level der wahrhaftig hilfreichen Hilfe freischaltet, noch irgendwelche Diagnosen sichert. Aber auch, dass Opferschaft und Leiden keine Synonyme sind. Das eine ist ein zugeschriebener Status in einer (sozialen) Situation, das andere ein verkörperter Zustand. Leiden kann man immer, kein Leiden ist nötig.

Jetzt schreibe ich zu Autismus und Trauma und stoße auf weitere Gedankenschleifen, die sich selbst immer wieder neu aufbauen und so erhalten. Zum Beispiel auf die Frage: „Bin ich falsch Viele oder autistisch?" oder auch: „Spinn ich, weil ich ein Opfer bin, dass ich autistisch bin?"

Die große Schnittmenge von Symptomen der komplexen PTBS mit dem, was als „Symptom von Autismus" gilt, kann nur verunsichern. Hier eine (unvollständige, aber grobe Bereiche abdeckende) Liste der Gemeinsamkeiten: flacher Affekt, Probleme dabei Gefühle zu identifizieren, Schlafprobleme, Schwierigkeiten mit Blickkontakt, reduzierte affektive Empathie, soziale Schwierigkeiten, Übererregung, starke Bedürfnisse von Kontrolle und Vorhersehbarkeit, Schwierigkeiten der emotionalen Regulation, körperliche Unbeholfenheit/Schwierigkeiten der Koordination, exekutive Dysfunktion, sensorische Über- oder Unterempfindlichkeit, erhöhte Suizidrate, erhöhte Rate an Depressionen und Ängsten, das Gefühl nicht dazuzugehören (weil man anders als andere ist).

Es ist nur logisch und natürlich, sich verorten können zu wollen. Wenn man erfahren hat, dass es Menschen gibt, mit denen man viele Probleme und Alltagskämpfe teilt, obwohl sie nicht die gleiche Biografie haben, dann fängt man an, sich zu vergleichen und abzugrenzen. Ein Problem entsteht, wenn man das nicht auf einer sicheren Basis macht. Wenn man sich eigentlich über und in gar nichts über sich selbst sicher ist. Die eigene Identifikation, die eigene Verortung und Einordnung kann nicht stattfinden ohne Ordnung, ohne Identität(skonzept) und Kenntnis dessen, was die Verortung bedeutet.

Ohne diese Basis wird man anfällig für Stuss-Erzählungen. Für Halbwahrheiten und pseudowissenschaftlichen Unsinn. Für Lügen.

Zum Beispiel kursiert seit Jahren die Erzählung, dass Menschen, die sexualisiert misshandelt wurden, eher autistische Kinder bekommen würden. Quasi als Weitererzählung der Lüge, dass Autismus eine Folge von systematischer Folter (und also eine Traumafolge) sei, bedient auch diese Geschichte vornehmlich misogynen und ableistischen Hass und ist obendrauf durch katastrophale Wissenschaftskommunikation entstanden.

Wo auch immer ich sie erwähnt finde, frage ich nach Quellen. Noch nie konnte mir jemand eine nennen. Was in unserem Informationszeitalter schon bemerkenswert ist.

Hier aber ist sie. Der Spiegel-Artikel: „Missbrauch der Mutter kann Autismus-Risiko ihrer Kinder erhöhen“[103] beruft sich auf dieses Paper: „Association of maternal exposure to childhood abuse with elevated risk for autism in offspring“[104]

Die Forscher_innen hatten eine große Anzahl schwangerer Menschen, sich angeguckt, wer ein autistisches Kind geboren hat und was bei diesen Leuten alles nicht „normal war“ beziehungsweise als Risikofaktor bestand. Verglichen wurden die Menschen und ihre Lebensumstände mit Menschen, die sagten, dass sie kein autistisches Kind geboren haben und deren Lebensumstände.

Man hat also von vornherein nicht in die Embryos / Föten / Babys und ihre Hirnstrukturen, ihre Biologie geguckt, sondern auf die fetale Umwelt – den Menschen, in dessen Uterus das Kind wächst. Denn damit kennt man sich aus – man weiß um viele äußere Faktoren, die kranke, tote, behinderte Babys zur Folge haben, weil man schwangere Menschen ab Feststellung der

Schwangerschaft ausmisst, untersucht und praktisch jede Körperfunktion bewertet und beurteilt.

Nun gibt es aber auch viele autistische Babys, die völlig normal geboren wurden. Deren Eltern sich während der gesamten Schwangerschaft gut/richtig/vorteilhaft für die eigene Gesundheit und die des Fötus verhalten haben.

Und dann ist da noch der Punkt mit der Selbstdiagnose des eigenen Kindes als nicht-autistisch, um zur Vergleichsgruppe zu gehören. Hätten meine Eltern vermutlich auch gesagt. „Autistisch? Mein Kind? Ach Quatsch!"

Also — die Studie ist für wenig mehr Aussage geeignet als die, dass *weiße* Menschen, die sexualisierte Gewalt üb.erlebt haben, weniger gute medizinische Versorgung während der Schwangerschaft und Geburt erhalten als *weiße* Menschen, die keine Geschichte von Gewalt berichten. Es ist relevant, dass 97 % der Studienteilnehmer_innen *weiß* sind. Denn nicht-*weiße* Menschen (die Gewaltopfer waren) erhalten noch viel häufiger nicht die nötige medizinische Versorgung (weil sie oft nicht einmal die richtige Diagnose erhalten). Es ist eine Gewaltstudie — keine „Ursachen von Autismus"-Studie. Die Autor_innen selbst erwähnen das in dem Paper. Der Spiegel schreibt trotzdem: „Missbrauch der Mutter kann Autismus-Risiko ihrer Kinder erhöhen". Wer hat wohl mehr Leser_innen? Mehr Reichweite? Das bessere Googleranking?

Und was treibt Menschen um, die wissen wollen, warum sie autistisch sind? Wo kommt dieser Wunsch nach der Kenntnis um die Ursache her, wenn doch gleichzeitig völlig klar ist, dass Autismus nicht heilbar/„wegmachbar" ist, ohne den autistischen Menschen zu töten?

Ursachenforschung wie diese folgt ganz klar dem Geist der Eugenik, und das ist ein Problem, dessen sich die meisten Menschen nicht bewusst sind. In erster Linie denken Menschen, dass es wichtig sei zu wissen, ob man etwas gegen Autismus tun kann oder ob er ein unkontrollierbares Phänomen, eine Spielart der menschlichen Natur ist. Jedoch ohne irgendeine Bereitschaft anders als mit Kontrolle mit den Ergebnissen ihres Wissens umzugehen.

Im Sinne des Lebens, des Miteinanders — dem Gedanken, dass alle Menschen leben dürfen, wie sie sind — ist völlig unerheblich, ob man als Gewaltopfer Probleme mit Blickkontakt und sensorischen Empfindlichkeiten hat oder als Autist_in oder als autistischer Mensch, der Gewalt üb.erlebt hat.

Im Sinne der Eugenik ist es nicht unerheblich, denn darin entscheidet die Kenntnis über die Ursachen von so negativ bewerteten Dingen wie Autismus über den Wert des Lebens. Deshalb steht im Titel etwas vom „Autismus-Risiko" und nichts von einer „Chance auf ein autistisches Kind".

Für Autismus ist nach jetzigen Wissenstand niemand verantwortlich zu machen. Dennoch wird versucht, es mit Studien den Eltern, speziell denen, die als Mütter verortet werden, anzuhängen. Ein Klassiker des patriarchalen Kapitalismus, der ohne seinen Ableismus nie eine Chance auf den Markt rund um das höchste Gut — „das gesunde Kind" — hätte.

Dem gleichen patriarchalen Kapitalismus, der jede Form der Therapie zu einem Konsumgut macht, das verknappt und in seinem Wert mit Geld zu erfassen ist — obwohl es besonders im Bereich der Psychotherapie und auch der Autismustherapie genau dieser ableistische, misogyne, rassistische ... Kapitalismus ist, der diese Therapie überhaupt nötig macht.

Man macht es also auch Menschen, die gerade dabei sind, sich als autistische Menschen in sich und ihrem Leben (in dieser Gesellschaft) zu verorten, nicht leichter, wenn man ihnen sagt, ihre missbrauchte Mutter hätte sie mit ihrem Trauma autistisch gemacht. Es klärt überhaupt nichts auf. Gibt überhaupt keine Handlungsräume für sich selbst, sondern nur eine Möglichkeit, eine Verantwortung zu übertragen (deren Existenz noch nicht einmal bewiesen ist).

Man bestätigt sie in der Annahme, die eigene Existenz, der eigene Zustand wäre irgendwann mal vermeidbar gewesen. Sie als ganzes seien Fehler, der nie korrigiert wurde.

Ein Gedanke, der auch vielen komplex traumatisierten Menschen den Schritt in die Anerkennung der aktuellen Situation erschwert bis verhindert, wenn es um ihre Traumafolgen geht. Wer befasst sich denn gern mit schlimmen, schwierigen, schmerzhaften, problematischen Dingen, die verhinderbar gewesen wären? Niemand. Deshalb braucht es die Anerkennung des Traumas als vorbei und die eigene Situation/den eigenen Zustand als (bewusst wie unbewusst) steuerbare Reaktion darauf. Menschen, die ihre posttraumatischen Belastungssymptome noch nicht steuern können, können das Erlebte jedoch oft noch gar nicht „überzeugend" als vorbei empfinden. Entsprechend logisch ist die Entstehung von Gedankenschleifen, die sie in dem Gefühl halten, ihre schrecklichen Erfahrungen (und also auch ihr

Zustand jetzt) sei vermeidbar gewesen – wenn sie es denn nur richtig gemacht hätten (oder jetzt richtig machen würden).

Unter Gedankenschleifen, solchen Dynamiken, in denen „Traumawahrheit“ und „nach-dem-Trauma-Realität“ derart verschwimmen, kann ein unfassbar schlimmes Leiden entstehen und so oft wird es von Behandler_innen nicht gesehen, weil sie trotz viel Traumawissen kaum Traumaverstehen haben.

Mit Studien wie dieser bestätigt man die Betroffenen auch in der Annahme, dass sie so, wie sie sind, nicht okay sind. Autistische Menschen werden in unserer Gesellschaft nicht als grundsätzlich okaye Menschen angenommen, sondern als zu berichtigen. Zu korrigieren, zu formen, anzupassen. Als defizitär, als Menschen mit „Aufholbedarf“, als Menschen mit Integrationsauftrag.

Gesellschaften wie unsere leisten sich Menschen wie uns und sie verzichten auf Menschen wie uns, sobald sich die Zeiten ändern. Jede einzelne Ursachenforschung zu Autismus wird dann einen Teil der Begründung liefern, die andere *ismen nicht liefern können.

Wie nun aber raus aus der Unsicherheit und den Gedankenschleifen ohne Anfang und Ende? Was, wenn da gar nicht so elaborierte Gedanken mitkommen wie die, die ich hier anreiße?

Für mich selbst hat sich die Auseinandersetzung mit meinem Jetzt, Hier und Heute bewährt, genauso wie sie sich in meiner „Spinn ich oder bin ich ein Opfer?“-Phase bewährt hat.

Ich lerne Theorie und Praxis des *neurodiversity movement*, beobachte mich selbst und suche nach Möglichkeiten und Grenzen meiner Kontrolle über mich. Ich befasse mich mit der Bedeutung meiner Erkenntnisse für mich selbst und meinen Handlungsalltag. Prüfe, in welchen Zusammenhängen überhaupt, für wen und warum relevant ist, wie ich (nicht) funktioniere und ob das Zusammenhänge sind, in denen ich mich bewegen will. Wie finde ich sie? Brauche ich sie? Was habe ich von ihnen? Wer bin ich für wen in diesen Zusammenhängen? Was kann ich wählen und was nicht?

Ich merke durchaus, dass es Menschen gibt, in deren sozialen Zusammenhängen ich mich total fallen lassen kann, auf Anpassung scheißen, alle Rücksicht fahren lassen kann, weil sie mir aufgrund meiner Konstitution und meines Status als Opfer alles Mögliche abnehmen und verzeihen würden.

Das gibt es und passiert selten aus Naivität oder weil ich das einfordere – viel häufiger entsteht so etwas aus unreflektierten Annahmen über Opferschaft und Behinderung. Also aus ableistischen Überzeugungen, die noch nicht bewusst sind und von mir ausgenutzt werden könnten, wenn mir meine eigene Lebensqualität am Arsch vorbeiginge.

Das tut sie aber nicht (mehr).

Ich habe genügend Arbeit an mir gemacht, um mir über genug Dinge von mir sicher genug zu sein, um mich gründlich genug herauszufordern, ohne in Todesangst vor dem Scheitern zu rutschen. Das war nötig, um überhaupt den Prozess der Autismusdiagnostik auszuhalten und bis heute mit der Abwehr anderer Menschen umzugehen. Das war aber vor allem nötig, um an den Punkt zu kommen, an dem ich mich trauen kann, mich selbst und meine Bedürfnisse ernst zu nehmen – egal, wer alles etwas dagegen hat und ob es zu meinem Vor- oder Nachteil ist. Denn kümmere ich mich nicht darum, ist mein Leben gefährdet. Vielleicht nicht todesakut, aber doch genauso akut wie von jemanden, die_r nicht isst, nicht trinkt, nicht ausscheidet, nicht schläft, sich nicht wäscht, sich den Kontakt zu anderen Menschen versagt.

Die Entscheidung für mein Leben war die erste Bodenplatte, die ich für meinen Weg aus den Unsicherheits- und Zweifelkreiseln brauchte und die konnte mir niemand abnehmen. Es gab dafür nicht DEN Auslöser und auch nicht DEN Moment. Ich habe mich entschieden und diese Entscheidung mit Konsequenzen füllen müssen. Ganz allein. Auf Grundlage von praktisch nichts außer dem Gedanken, dass das Leben als solches immer nur sich selbst will – und das in letzter Konsequenz überhaupt nichts mit meinem Ich-Selbst zu tun hat.

Auch das etwas, das viele Menschen gar nicht erst denken, weil es kränkt. Aber so ist das Leben. Es geht nicht um uns und unsere kleinen Egos. Es geht um alles, was dafür nötig ist, dass wir uns als solche überhaupt er_leben können.

Content Note: Pathologisierung, „Lifestyleautist_innen“, „Faker-Debatten“, Reproduktion von Ausschluss

die Diagnosen-Debatte

Eine wiederkehrende Diskussion der „Autismus-Bubble“ entspinnt sich immer wieder um sogenannte „Lifestyleautisten“. Dabei geht es häufig um die Validität von Selbstdiagnosen, um die Frage, wie autistisch denn „wirklich autistisch“ ist und wem was aufgrund des Autismus zugestanden wird. In meiner „DIS-Bubble“ wird so etwas „Faker-Debatte“ genannt und ähnlich müßig, ähnlich gewaltvoll und wenig zielführend praktiziert. Wer ist echt, wer hat wirklich ASS – wie echt ist die Person, die über sich schreibt, sie hätte eine DIS, aber keine Diagnose und so weiter und so fort.

Als Person mit offiziellen Diagnosen ist es natürlich immer leicht, sich dazu so genervt und abwertend zu äußern, wie ich das hier tue. Ich hab die Diagnosen ja, ich muss ja nicht um Anerkennung meiner Probleme/ Symptome kämpfen. Ich muss ja nie damit rechnen, dass jemand kommt und mich einen Fake oder eine_n Lifestyleautist_in nennt (und mich damit beleidigt? abwertet?)

LOL

als ob

Als ob es in diesen Diskussionen jemals wirklich um die Diagnosen geht.

Als ob es je wirklich bloß um die Anerkennung der Sorgen, Nöte, Probleme, Besonderheiten oder Individualitäten geht. Wäre dem so, dann hätte es diese Diskussion einmal geben und dann nie wieder, weil es ganz praktische Lösungen für diese Ansprüche gibt. Es geht aber nicht darum und es ist hochproblematisch, dies zu negieren oder zu missachten.

Diagnosen sind Begriffe aus dem medizinischen Kontext und in diesem allein funktionieren sie so wie sie sollen.

Ärzt_innen müssen einander vermitteln können, was sie wann wie wo wahrgenommen haben und den Kolleg_innen mit aller den Umständen gebotenen Präzision kommunizieren, in welchen darüber liegendem Kontext sie diese Beobachtungen (am ehesten) einordnen.

Es geht also um zwei Dinge: die an einem ~~Objekt~~ Patienten wahrgenommenen Eigenschaften und dessen Verwaltung. Nicht mehr, nicht weniger. Es ist relevant, einen Beinbruch diagnostisch von einer Prellung zu unterscheiden, weil die Verwaltung, also der Umgang mit dem Befund, jeweils ein anderer sein muss, um das definierte Hauptziel von Behandler_innen zu erreichen: Heilung und, wo diese nicht möglich ist, Palliation.

Die Diagnose „Beinbruch“ sagt nichts über das subjektive Empfinden dessen aus. Sie sagt nicht: „Tut mehr weh als eine Prellung“ und auch nicht „Birgt schlimmere Konsequenzen als Prellung, Verstauchung, Abschürfung ...“ Sie sagt nicht einmal „Dr. XY hat auf dem Röntgenbild einen gebrochenen Knochen gesehen.“, sondern „Dr. XY hat das, was sie_r auf dem Röntgenbild gesehen hat, als Bruch eines Knochens interpretiert.“

Damit sind Diagnosen keine Fakten. Egal, ob sie zutreffend sind oder nicht. Egal, wer sie wann nach welcher Untersuchung / Diagnostik wie und warum formuliert hat, hat keine unumstößlichen Fakten oder Wahrheiten geschaffen, sondern eine Beobachtung zusammengefasst, die von vielen Faktoren beeinflusst wurde und auch nach der Diagnostik weiter beeinflusst wird.

Im Lebensalltag sind Diagnosen gewissermaßen Werkzeuge in Laienhänden. Manche benutzen sie genauso effizient und effektiv wie Mediziner_innen oder auch Forscher_innen und manche benutzen sie, um Probleme zu benennen oder auch zu lösen, die mit anderen Werkzeugen besser zu lösen und auch zu benennen wären. Diagnosen sind extrem präzise, Menschen hingegen extrem diffus. Das, was im medizinischen und auch therapeutischen Bereich mit Diagnosen gemacht wird, ist im Alltag nicht gleichermaßen umsetzbar, weil der gesamte Kontext ganz grundlegend anders funktioniert.

Die (westliche) Medizin ist einer extremen Ordnung unterworfen. Das zeigt sich am weißen Kittel und der Personalhierarchie im Krankenhaus genauso wie daran, dass jede Zelle, jeder körperliche wie seelische Vorgang eine eigene, extrem präzise Bezeichnung, Kategorie und Umgangsvorgabe hat. Jemand sagt jemandem ein Wort und ein Zahnrad greift in das andere, damit eine bestimmte Funktion erfüllt werden kann. Es geht immer um befundete Eigenschaften und ihre Verwaltung. Erkenntnis und Ordnung.

Der zivile Alltag hingegen enthält neben Erkenntnis und Ordnung auch noch die individuelle Bedeutung dessen, da hier der soziale Status miteinander verhandelt wird, der maßgeblich zum Erhalt von Macht ist.

Da Diagnosen im medizinischen und therapeutischen Kontext, der an sich bereits vielen Menschen Autorität und also Macht ver_ortet, so eine im wahrsten Sinne des Wortes *bestimmende* Funktion hat, erscheint es vielen Menschen logisch, diese Funktion könne genau so auch in den

Alltagskontext übertragen werden. Die (vermeintliche) Eindeutigkeit von Diagnosen wird als der Diagnose zu eigen betrachtet — nicht dem medizinischen Kontext, die diese Eindeutigkeit erforderlich macht und entsprechend produziert.

Nun führen Diagnosen aber keinesfalls zu bedeutungslosen Wertungen und Einordnungen im Alltagsleben. Schon gar nicht in einem Alltagsleben, das von Gewalt in verschiedensten Formen definiert ist.

So kann es nicht verwundern, dass den gleichen Diagnosen in den unterschiedlichen sozialen Klassen, Schichten, Gruppen ... unterschiedliche Bedeutungen zugeschrieben werden.

Wer prekär lebt und entsprechend kaum Zugang zu adäquater Versorgung/Therapie, aber auch zu dem Wissen um die mit der Diagnose benannten Beobachtungen hat, bewertet eine Diagnose ganz anders als Menschen, die selbst Mediziner_innen sind oder Zugang zu Geldmitteln haben, die ihnen Zugänge verschaffen. Aber auch soziale Peergroups bewerten sowohl den Umstand, dass man eine Diagnose hat als auch verschiedene Diagnosen unterschiedlich. Vielleicht ist in einer Gruppe eine DIS zu haben ganz üblich und hat die Bedeutung eines Markers für Zugehörigkeit — in ebendieser Peergroup aber ist es vielleicht ein Ausschlussgrund, daneben noch eine andere Diagnose zu haben oder ein anderes Symptomwirken als die meisten in der Gruppe.

So muss die Diskussion um „Lifestyleautist_innen“ und „DIS-Faker“ als etwas (für) wahr.genommen werden, das mit der Gruppenzugehörigkeit der Diskutanten zu tun hat, aber auch mit der Bedeutung von Diagnosen in diesen Kontexten.

Ich habe meine ersten DIS-Fake-Diskussionen als arme, alleinstehende Person Anfang 20 geführt. In Foren, die praktisch mein einziger Sozialkontakt neben denen zu Täter_innen, Psychotherapeut_innen und unsicher gebundenen Betreuer_innen waren. Ich musste meine DIS sehr eindeutig für diese Gruppe kommunizieren — diese Eindeutigkeit war erforderlich, denn menschliche Diffusion war für die ebenfalls komplex traumatisierten Menschen mit DIS in dieser Peergroup nicht auszuhalten. Ein Trigger, der immer, bei wirklich jedem einzelnen Post mit im Raum stand und von allen mit großem Kraftaufwand vermieden wurde. Jede Person, die diesen Code in, sagen wir, zwei, drei Posts nicht zu übernehmen vermochte, wurde mit einem (traumabedingten) Misstrauen beäugt und oft auch schon des Fakes bezichtigt. Und da man nichts beweisen kann, das man nicht ist, blieb dieses Forum auch immer sehr klein. Sehr exklusiv. Die Administratorin dieses

Forums hatte irgendwann eine Hierarchie etabliert, die man, wenn es um andere Inhalte gegangen wäre, sehr leicht als faschistoid hätte erkennen können. Man durfte als „normale_r User_in" gar nicht mehr anders ein. ordnen als in „Fake" und „echt" und selbst „richtig" eingeordnet zu sein war enorm wichtig. So wichtig, dass man Klinikberichte und Überweisungszettel vorzeigen musste, um nicht gebannt zu werden.

Ich konnte mich dem erst entziehen, als mir klar wurde, dass ich in dieser Gruppe für meine Heilung mit Ausschluss bestraft werden würde, denn dann stünde in meinen Zetteln nicht mehr DIS, sondern entweder etwas anderes oder auch gar nichts mehr. Und was sollte ich dann in diesem Forum? Ich war nicht da, um meine Diagnose zu zelebrieren.

Sogenannten „Lifestyleautist_innen" wird genau das übrigens unterstellt: Sie wollen „den Lifestyle", aber ohne die Diagnose. Sie wollen behandelt und anerkannt werden als hätten sie eine, aber haben vielleicht gar keine. Sie wollen für Autist_innen reden, aber die Kämpfe von Autist_innen nicht kämpfen (z. B. den Kampf darum, überhaupt gehört (und verstanden) zu werden).

Soweit die Vorwürfe, die ich bisher so wahrgenommen habe.

Für mich zeigen sich darin sehr viele interessante Annahmen. Allein schon die Idee mit einer Diagnose sei ein (erstrebenswerter?) Lifestyle verknüpft, den man wählen könne, weil er sich durch die Diagnose ergibt und nicht durch die Schwierigkeiten / Besonderheiten / Behinderungen / Notwendigkeit zur Kompensation der Dinge, die beobachtet und mit einer Diagnose mit.teilbar gemacht wurden.

Es zeigt sich aber auch hier die soziale Bedeutung der Diagnose. Es gibt Menschen, für die eine ASS-Diagnose die gleiche Eindeutigkeit wie Fakten und also gewisse Wahrheiten hat. Und viele dieser Menschen verknüpfen diese Eindeutigkeit mit Autorität und damit der Macht, Anspruch auf Vorrechte zu erheben; der Macht (über) andere Menschen zu be.stimmen; der Macht andere Menschen mit der gleichen absoluten Gewalt zu ordnen, wie es die Medizin zum Beispiel tut, um systematisch Wissen zu schaffen und mitzu.teilen.

An dieser Stelle ist wichtig zu verstehen, warum ich immer wieder auf die Autorität der Medizin zu sprechen komme.

Die Medizin und ihre Fachgebiete (zu denen ich hier die Psychologie hinzuzähle, obwohl sie üblicherweise anders kategorisiert wird) sind nicht und waren nie gewaltfrei, „heile heile Segen und warme Worte zum Geleit", deshalb haben sie den Stellenwert, den sie heute haben. Ja, Medizin macht vieles gut, was vorher schlimm war, Mediziner_innen sind extrem gut ausgebildete Menschen mit enorm viel Wissen, von dem alle profitieren und die meisten Mediziner_innen setzen ihr ganzes Wissen und Können ein, um zu helfen und zu heilen.

Das löst sie jedoch nicht aus dem Kontext einer Ordnung, in der menschliche Diffusion missachtet, beschnitten, zuweilen sogar negiert werden muss, um zu funktionieren. Und auch nicht aus der Autorität, zu der Mediziner_innen gemacht werden und die manche von ihnen auch wollen / wünschen / einfordern / als natürliches Recht wahrnehmen. Und ebenfalls nicht aus dem Kontext des Alltagslebens, in dem die Medizin einen auch sozial ordnenden Platz hat.

Medizinisches Wissen gibt Sicherheit durch den Eindruck von Orientierung (durch ihre Ordnung). Menschen, die schwer verständliche medizinische Inhalte vermitteln können, Menschen, die als Erfahrungsexpert_innen sowohl die eigene Erlebenswelt mit einer Krankheit / Störung/ diagnostizierbaren Varianz als auch dessen Verortung in der Medizin kennen und mit.teilen können, profitieren von der Rolle der Medizin im Alltagskontext. Sie werden von Geordneten zu Ordnenden. Vom Objekt zum Subjekt in einem Gebilde, das zu Tode erschrecken würde, hätte es nicht schon so viel Gutes für Menschen ermöglicht.

Wer Menschen Diagnosen abspricht oder zuweist, tut das praktisch nie aus Gründen der Verbindung oder Einung, sondern immer aus Notwendigkeiten heraus. Etwa, weil man Diagnosen mit Charaktereigenschaften oder Markern für soziale Zugehörigkeit verwechselt oder weil man die Macht der Autorität ge.braucht. Oder, weil eine Diagnose möglicherweise das einzige ist, das man mit anderen Menschen teilt (oder glaubt zu teilen) und sich (und den eigenen Lifestyle) darüber definiert. Das erscheint manchen Menschen vielleicht erbärmlich, weil eine Diagnose in der Regel sehr wenige Eigenschaften umfasst — aber im Fall einer ASS (und auch einer DIS) handelt es sich um Clusterdiagnosen, die sehr viel vom Er_Leben einer Person umfassen und benennen.

Problematisch in der Lifestyleautist_innen-Debatte ist für viele Leute der Alltagskontext, in dem sie passiert. In diesem als Betroffene_r (oder Angehörige_r, die_r anmaßend genug ist, sich wie selbst betroffene Menschen zu äußern) aufzutreten und zu bestimmen, wer autistisch ist und wer nicht, negiert, dass Diagnostik eine soziale wie medizinische Ressource ist, die ungleich verteilt und ungleich zugestanden wird — aber auch ein

Instrument der Ordnung und damit Gewalt ist. Menschen, die wissen, dass sie autistisch sind, aber keine Diagnose darüber wollen, existieren und sie haben jedes Recht sich zu verweigern — und jede Unterstützung zu erhalten, die sie brauchen, um gut zu leben.

Ja, Formalitätendeutschland mit seiner Zettelgewaltwirtschaft ~~konditioniert~~ lehrt uns, dass wir ohne Autorität (ohne Experteninstrumente wie eine Diagnose zum Beispiel) keine Ansprüche erfüllt bekommen. Das ist aber keine Aussage über die Legitimität von Ansprüchen an sich. Einigt man sich darauf, dass alle Menschen das Recht auf ein gutes Leben haben, kommt man nicht umhin festzustellen, dass bürokratische Strukturen allein nicht das Mittel sein können dieses Recht durchzusetzen. Schon, weil es auch hier um präzise Ordnung geht, die menschlicher Diffusion nicht entspricht, sie wohl aber verwaltet und also ordnet.

Dies gilt übrigens auch für Menschen, die sich selbst diagnostiziert haben und Menschen, die eine Diagnose erhalten haben, für die ihrer Ansicht nach nicht genug oder die falschen Aspekte ihres Leidens oder Seins einbezogen wurden.

Ja, man bekommt keine kassenfinanzierte Therapie ohne Diagnose, man bekommt aber auch kein Essen, ohne zu bezahlen. Sich für oder gegen eine Diagnose zu entscheiden bedeutet also auch, sich für oder gegen eine Einbeziehung in Kontexte zu entscheiden, die, ob krass oder nicht krass, schmerzhaft oder hilfreich für eine_n selbst, gewaltvoll sind.

Es hat derzeit in unseren gewaltgesellschaftlichen Verhältnissen keinen Sinn, sich ohne offizialisierte Diagnose hinzustellen und Umgänge mit sich zu fordern, die Behandlung, Unterstützung oder auch professionelle Pflege beinhalten, wenn man sie vom Staat oder der Krankenversicherung bezahlt bekommen muss. Eine von Expert_innen gestellte Diagnose ist in diesen Kontexten ein Marker mit Funktion — sagt aber wiederum nichts über die Menschen, die sie bekommen haben. Mit allen schlimmen wie vorteilhaften Konsequenzen.

Wo aber hat es Sinn, Umgänge zu fordern, ohne eine solche Diagnose vorzuweisen? Richtig: im nicht-medizinischen oder bürokratischen Alltagskontext. In der eigenen Familie, bei Freund_innen, bei Kolleg_innen, in den Bereichen des Lebens, die man selbst mit anderen Menschen gestaltet, ohne von medizinischer oder bürokratischer Ordnung eingeschränkt zu sein.

Diese Kontexte sind die letzten kleinen Räume für Freiheitspraxis, die man in unserer Gesellschaft noch hat und man sollte sie sich meiner Meinung nach unbedingt freihalten von gewaltvoller Ordnung und Gewalt.

In diesen Räumen muss Diagnosen nicht das gleiche Gewicht, die gleiche Bedeutung zukommen wie im medizinischen oder bürokratischen Kontext. Es muss okay sein, Diagnosen zu benutzen, um sich der eigenen Diffusion anzunähern oder eigene Eigenschaften zu benennen oder zu verstehen und gleichzeitig muss man sich bewusst sein und anerkennen, dass eine Diagnose in diesem Kontext einfach nicht mehr leisten kann als das. Sie kann einfach nicht bedeuten, dass alle Freund_innen darauf reagieren wie Diagnostiker_innen oder Behandler_innen oder, dass Menschen, die ihre Diagnose ausschließlich im Behandlungskontext nutzen oder benutzt erleben, sich den Menschen gleich fühlen, die sie nur im freien, privaten Alltagskontext ge.brauchen.

Ich merke bei mir selbst, dass ich meine ASS-Diagnose und ihre Bedeutung für mich im Alltagskontext besonders gut mit erwachsenen Autist_innen besprechen kann, die wie ich erst später im Leben diagnostiziert wurden. Nicht, weil ihr Autismus meinem gleicht, sondern weil sich die Erfahrung der Konfrontation und zuweilen radikalen Umdeutung einiger Eigenschaften ähnelt. Es geht also nicht um die Diagnose an sich, erfordert aber die Erfahrung des Spät-diagnostiziert-worden-seins. Damit sage ich nicht, dass andere Leute mit ASS-Diagnose nichts mit mir zu tun haben sollen und erst recht nicht, dass ich Selbstdiagnostik für Lifestyle-Seeking halte, weil nur Autist_in ist, wer vor dem fünften Geburtstag von zwei Psycholog_innen und drei Psychiater_innen diagnostiziert wurde — damit will ich aber auf jeden Fall sagen, dass wer dies vertritt, sich aus meinem Freiraum raushalten soll. Denn ja, sicher gibt es irgendwo irgendwen, die_r das aus Gründen behauptet, aber hier bei mir, in meinem kleinen Raum für Freiheitspraxis und Leben um des Lebens willen, spielt das keine Rolle und soll auch nie eine spielen.

Das habe ich so entschieden, weil ich das hier so entscheiden kann und niemand dabei zu Schaden kommt.

Ja, damit mache ich etwas mit der Repräsentation von autistischen Menschen; ja, damit stelle ich mich nicht immer an die Front aller Versorgungskämpfe und ja, vermutlich kreiere ich damit einen ziemlich netten Lifestyle, um den mich andere beneiden. Aber diesbezüglich sollte man sich vielleicht mit der Frage konfrontieren, was im eigenen Life kaputt ist, wenn man anderen Leuten neidet, dass es ihnen einfach okay geht, sie einfach eingebunden werden, sie einfach mit.teilen dürfen, wie es ihnen mit Dingen geht und was sie sich wie wünschen. Denn es ist sicher nicht, dass man selbst eine offizielle Diagnose hat und die bedingungslos bedarfsgerecht versorgten Menschen (vielleicht) nicht.

das „double empathy“-Problem

Wenn ich schreibe, dass ich aus der Ansprache nicht-autistischer Menschen in der Regel mit noise ohne order zurückbleibe, verstehen die meisten Menschen: „Aha, da gibt es also ein Übersetzungsproblem. Hannah ist lost in translation!“

Das ist ein häufiges Missverständnis des Er_Lebens autistischer Menschen und zeigt sich entsprechend in praktisch jeder Autismustherapie, durchgeführt von nicht-autistischen Menschen.

Es ist die Idee, dass, würde man nur das richtige Wort benutzen, vielleicht den richtigen Code, mit der richtigen Betonung, im richtigen Moment, alles einfach klar wäre. Ver.bindung geschafft, Verständnis incoming, kein Problem mehr da. Das ist eine Logik, die viele Menschen in ihr Leben integriert haben, weil es für sie funktioniert. Die meisten Menschen verstehen einander intuitiv, weil sie intuitiv eine Bindung zu einander gesucht und entwickelt haben. In jeder Beziehung entwickeln Menschen Codes miteinander, persönliche Zauberworte sozusagen. Die Idee also, man müsse nur die Zauberworte anderer Menschen kennen, um sich mit ihnen zu verbinden, ist gar nicht so merkwürdig oder falsch.

Das Problem: Ver.Bindung wird nicht primär über Zauberworte hergestellt. Sie ergibt sich aus einer Form der Verbindung, die man *vor* dem Wort miteinander aufnimmt und gestaltet und wirken auch nur in bestimmten Situationen des Miteinanders.

Sicher helfen bestimmte soziale Codes, um diese Verbindungssuche anzustoßen, aber man muss entweder die Zauberworte der Menschen kennen oder merken, wann der Punkt da ist, an dem man etwas tun muss, damit man miteinander Zauberwörter entwickelt. Und dann muss man wissen, was man tun muss. Und es auch tun. Können.

Schwierig ist natürlich auch der Begriff „Zauberwort“, denn es geht nicht um Zauber, aber irgendwie doch. Denn eigentlich ist es ein krasser Zauber, wie Worte und Gesten, Habitus und kulturelle Praxis unter Menschen wirken. Krasser ist nur die Anziehung unter Menschen. Also die Kraft, die dafür sorgt, dass man solche Dinge überhaupt entwickelt oder der innere Dreh, der aus „Ah, ich nehme jemanden wahr" eine Idee, eine Praxis, eine Routine bis hin zur Intuition entstehen lässt, wie man mit ihm_ihr in Kontakt, in beiderseits wahrnehmbaren Bezug geht.

Und diesen inneren Dreh mache ich nicht intuitiv, sondern nach wie vor aus einer Routine der Kontaktpraxis. An die ich mich aktiv erinnern und auch aktiv motivieren muss, weil sie mich viele Kapazitäten zur Reizverarbeitung kostet. Welche dann wiederum fehlt, um aufzunehmen, zu verarbeiten und zu erschließen, was vom Gegenüber, aber auch mir selbst kommt. Ich habe aber kein Problem mit dem Verständnis anderer Menschen. Hätte ich ein Verständnisproblem, könnte ich mit mehr Worten, mit Erklärungen kompensieren. Ich müsste nur machen, was ich schon mache, seit ich lesen kann: Noch mehr Wörter sammeln, noch mehr beobachten, noch mehr darüber lernen, was wann wie von wem gesagt oder nicht gesagt wird und wie ein Detektiv dem großen Unsichtbaren, der allgegenwärtigen Eminenz nachjagen, nämlich dieser einen Ebene der gegenseitigen Einsicht, die ich bisher nur selten überhaupt mal erreicht habe. Oder im Rahmen einer ABA[6] in mich reintrainieren lassen, was welcher Gesichtsausdruck bedeutet, wie ich welche Alltagshandlungen machen soll und welche Floskeln ich wann benutzen soll.

Ein Problem, mit dem alle Menschen umgehen, wenn sie mit persönlich unbekannten Menschen oder Menschen mit anderem Hintergrund als dem eigenen zusammenkommen, ist die Verständigung über Werte, Haltungen, Ideen. Die gleichen Dinge können für unterschiedliche Menschen unterschiedliches bedeuten. Soweit so üblich.

Nun reicht es zur Verständigung über die Bedeutung von Dingen häufig, das Ding zu erkennen und dann den Bezug, den die andere Person dazu hat, zu erforschen. Genau da spielt sich mein Problem und das Problem vieler anderer autistischer Menschen ab.

Für mich hat Immanuel Kant mit seinem Begriff vom „Ding an sich" die Problematik, die sich aus der unterschiedlichen Art Bezug herzustellen ergeben, gut beschrieben.

Kant formulierte, dass es Dinge gibt, die nicht mit den Sinnen, sondern nur mit dem Intellekt wahrnehmbar sind und dass diese Dinge weder an

6 Applied Behavioral Analysis ist eine Therapieform, die auf einer ableistisch normierten Verhaltensanalyse basiert.

Zeit noch an Raum gebunden sind. Schau dir beispielsweise mal einen Gegenstand an. Vielleicht siehst du gerade eine Stehlampe. Ein Standfuß, eine lange Stange, ein Lampenschirm. So, wie du sie siehst, von da aus, wo du jetzt gerade sitzt, siehst du die Lampe anders als sie ein Kleinkind, das direkt davor sitzt, sehen würde.

Und zwar nicht nur wegen des unterschiedlichen Standpunktes, sondern auch wegen der unterschiedlichen Lebenserfahrungen, also der unterschiedlichen Reizerfahrungen und auch wegen der verschiedenen inneren Konzepte, die sich daraus ergeben und der unterschiedlichen biologischen (Hirn)Reifeunterschiede. Vielleicht würde ein Kind die Lampe auch „Lampe" nennen, ganz so wie du, der Begriff spiegelt aber nicht, was das Kind für eine Lampe hält. Und niemand – weder du noch das Kind – kann durch die sinnliche Beobachtung allein wissen, was die Lampe *an sich* ist. Es braucht laut Kant den Intellekt und die rein intellektuelle Wahrnehmung des Dings, um es an sich zu erfassen.

Nun ist es im Alltag nicht immer wichtig, „das Ding an sich" zu erfassen. Für die Bedeutung der Lampe im Leben von Menschen ist „die Lampe an sich" nicht relevant, sondern ihre Funktion beziehungsweise ihre Eigenschaften und die Möglichkeiten der Interaktion. Nicht-autistische Menschen haben so etwas wie einen unausgesprochenen „Brainbuddy-Konsens" darüber, dass sie untereinander als Lampe anerkennen, was leuchtet und erst dann spezifisch werden, wenn sie sich über Unterscheidung, Ordnung, Normung, Vergleich austauschen oder selbigen aufzeigen wollen.

Nicht-autistische Menschen sprechen aus meiner Perspektive in der Regel erst allgemein über Dinge und dann konkret. Während ich durch meine Wahrnehmung und meine Methoden der Reizverarbeitung in der Regel erst konkret und dann allgemein über Dinge sprechen *kann*.

Selbst wenn ein nicht-autistischer Mensch und ich vor der gleichen Lampe stehen — beide gleich alt, beide *weiß*, gleiche Klasse, gleicher Wohnort, alles gleich außer der Neurotyp —, wir werden uns fragen, ob wir wirklich vor der gleichen Lampe stehen, denn wir können sie zwar beide sehen, aber nicht *als die andere Person*.

So sehr wir auch versuchen die Perspektive der anderen Person einzunehmen, so können wir doch nicht die sinnliche Wahrnehmung der anderen Person übernehmen und entsprechend lückenhaft, unzureichend, mangelhaft ist ganz zwangsläufig auch unser gegenseitiges Verständnis für die individuelle Bedeutung, die der Gegenstand für einander hat.

Im Alltag der meisten autistischen Menschen, die ich bis jetzt kennengelernt habe, ergeben sich die meisten sozialen Probleme aus dieser Dynamik, die durch die vielen diskriminierenden ismen der Gewaltkultur, in der wir leben, enorm verschärft werden.

Denn prinzipiell ist es überhaupt kein Problem, Dinge unterschiedlich wahrzunehmen, unterschiedlich zu bewerten und unterschiedlichen Bezug dazu aufbauen – es wird aber ein Problem, wenn nur ein bestimmtes Set, ein bestimmtes Framing der Welt und seiner Inhalte gelten darf und alles andere diskriminiert wird.

Und diese Diskriminierung bauen nicht-autistische Menschen ganz üblich in ihre soziale Interaktion ein, weil sie ihrem System dienlich ist.

Als Beschreibung des Problems der Kommunikation und Interaktion zwischen autistischen und nicht-autistischen Menschen hat sich die Bezeichnung „das doppelte Empathieproblem" („the double empathy problem") etabliert. Sein Erfasser Damian Milton definiert das Problem als:

> *„A disjuncture in reciprocity between two differently disposed social actors which becomes more marked the wider the disjuncture in dispositional perceptions of the lifeworld – perceived as a breach in the 'natural attitude' of what constitutes 'social reality' for 'neuro-typical' people and yet an everyday and often traumatic experience for 'autistic people'."*

> *„Eine Disjunktion der Reziprozität zwischen zwei unterschiedlich disponierten sozialen Akteuren, die umso ausgeprägter wird, je weiter die Disjunktion dispositionaler Wahrnehmungen der Lebenswelt wird – wahrgenommen als Bruch in der ‚natürlichen Haltung' dessen, was ‚soziale Realität' für ‚neurotypische' Menschen ausmacht und doch eine alltägliche und oft traumatische Erfahrung für ‚autistische Menschen'."*

Weiterhin führt er an:

„To expand on the above definition, the 'double empathy problem' refers to a breach in the 'natural attitude' that occurs between people of different dispositional outlooks and personal conceptual understandings when attempts are made to communicate meaning. In a sense it is a 'double problem' as both people experience it, and so it is not a singular problem located in any one person. Rather, it is based in the social interaction between two differently disposed social actors, the disjuncture being more severe for the non-autistic disposition as it is experienced as unusual, while for the 'autistic person' it is a common experience."

„Um die obige Definition zu erweitern, bezieht sich das ‚doppelte Empathieproblem' auf einen Bruch der ‚natürlichen Einstellung', der zwischen Menschen mit unterschiedlichen dispositionellen Ansichten und persönlichen konzeptionellen Verständnissen auftritt, wenn versucht wird, Bedeutungen zu vermitteln. In gewisser Weise ist es ein 'doppeltes Problem', wie es beide Menschen erleben, und daher ist es kein einzelnes Problem, das bei einer Person angesiedelt ist. Sie basiert vielmehr auf der sozialen Interaktion zwischen zwei unterschiedlich veranlagten sozialen Akteuren, wobei die Disjunktion für die nicht-autistische Disposition schwerwiegender ist, da sie als ungewöhnlich erlebt wird, während sie für die ‚autistische Person' eine allgemeine Erfahrung ist."[105]

Milton ergänzt hier also Kants Problembeschreibung um den sozialen Kontext und die entsprechend bestehenden Erwartungen, die den Blick auf „das Ding an sich" regelrecht versperren können.

Er impliziert also, dass je weiter die subjektiven Wahrnehmungen der Lebenswelt voneinander abweichen, die Empathie füreinander abnimmt und damit auch die Bereitschaft, sich für die Erlebenswelt der Akteur_innen zu öffnen.

Ich möchte dem hinzufügen, dass sich dieses Problem nur deshalb entwickeln konnte, weil es geht. Und, weil es nicht mehr *anders* geht. Oder vielleicht — ganz vielleicht eventuell — *noch* nicht anders geht.

Content Note: Gewalt, Funktion von Gewalt

die Gewaltgesellschaft

Empathie gilt als Schlüssel zum Mitgefühl. Zum Gefühl für andere Menschen. Dieses Gefühl hat also eine Funktion. Eine Ver_Bindungsfunktion. Folgt man Miltons Beschreibung, braucht es den bloßen Aufbau von Empathie füreinander, dann kommen autistische und nicht-autistische Menschen auch näher zu einander. Verständnis incoming, kein Problem mehr da.

Doch in wie vielen Alltagssituationen haben wir überhaupt Raum für unsere Gefühle? Wer darf was wann wie und warum basierend auf dem eigenen, aber auch dem kollektiven Mitgefühl für andere Menschen entscheiden? Wie viel Mitgefühl dürfen Menschen gegenüber anderen Menschen überhaupt nur zeigen oder kommunizieren? Wie darf das aussehen? Und spannen wir den Bogen doch noch etwas weiter: Was ist mit dem Mit_Gefühl für uns selbst? Wie viel Raum haben wir – und wovon werden diese Räume definiert? – für unsere Gefühle und unsere ganz eigenen Bedürfnisse?

Der gewaltvolle Funktionshunger unserer Zeit lässt mich stark daran zweifeln, dass sich in der nächsten Zeit Systeme entwickeln, die in sozialen Operationen der Verbindung (zum Beispiel Für_Sorge, Großzügigkeit, Teilen und Schenken, Akzeptanz) Nutzen für sich erkennen.

Mit Gewalt haben wir etwas gefunden, das viele Herausforderungen extrem komplexitätsreduziert, um uns als Gesellschaft zu nähren, zu sichern, zu versorgen und wachsen zu lassen. Wir beuten andere Gesellschaften aus, um unsere zu unt.erhalten. Arbeiten erledigen zu lassen, Gedanken und Ideen zur Lösung von existenziellen Problemen anbahnen und erproben zu lassen. Ja, Gewalt sorgt sogar dafür, dass wir zu mehr Verständnis für uns selbst als Menschen kommen. Ist das nicht total verrückt? Wir zwingen uns gegenseitig in die Schule, ins Studium, in die Ausbildung, wo man uns zu Leistungen zwingt, die zu Gewinnen führen, wo man Verwendung für sie hat – eventuell vielleicht, denn eigentlich sind die meisten unserer Leistungen völlig egal. Im Grunde sind sie unser Training, selbst Gewalt ausüben zu lernen, weil wir zu glauben verführt werden, dass Leistung zu kontrollieren weniger weh tut als sie erbringen zu müssen. Und so werden wir Eltern, so werden wir Lehrer_innen, Mediziner_innen, Handwerksmeister_innen und und und — und halten uns für freie Menschen, solange bis irgendein Zettel vom Staat — uns selbst! — kommt, der uns sagt: „Hier sind deine Rechnungen für Miete, Lebensmittel, Strom, Wärme, Behandlung im Krankheitsfall, Pflege im Alter ... Leben kostet. Fürs Leben muss geleistet werden."

Wir leben in einer Gesellschaft, in der man uns beibringt, dass Gewalt ist, wenn uns jemand haut, beklaut, erniedrigt, obwohl sie_r das gar nicht darf — und ein bedauerlicher Einzelfall, wenn die, die es dürfen, diese Erlaubnis ausnutzen, um zu stalken, zu doxxen oder zu rechter Gewalt beizutragen.

In einer Gesellschaft, in der wir lernen, dass man für alles eine Legitimation braucht. Man muss fragen, ob man aufs Klo darf, wenn man in der Schule ist; ob man behinderungsbedingt notwendige Hilfsmittel mitnehmen und/oder benutzen darf, wenn man im Krankenhaus ist.

In der wir aufgezwungen bekommen, Gewalt zu differenzieren, damit wir uns nicht über uns selbst erschrecken. Damit wir unbedingt immer und überall vermeiden können zu erkennen, dass wir Menschen völlig selbstverständlich miteinander umgehen, als wären wir es nicht wert zu leben, weil es uns gibt, sondern weil wir bestimmte Bedingungen erfüllen.

Wir reagieren in dieser Gesellschaft extrem unterkomplex und wähnen uns deshalb so sicher. So mächtig.

Deshalb können wir auf Menschen verzichten, die wir nicht verstehen und für die Mitgefühl zu entwickeln in irgendeiner Weise irritierend und anstrengend ist. Wir ge.brauchen sie nicht und es ist uns egal, ob wir erkennen könnten, dass wir sie vielleicht doch brauchen, würden wir vielleicht doch ein klitzebisschen mehr Kraft dahinein investieren, mit ihnen in Verbindung zu gehen.

Es erfordert massive Gegengewalt, die diskriminierenden Strukturen unserer Gesellschaft zu irritieren, und ich halte das für ein Problem, weil ich Gewalt für ein Problem halte. Als Idee, als psychisches System, Praxis geworden durch jede unserer Kommunikationsformen bringt sie immer nur sich selbst hervor und damit immer nur Wachstumspotenziale für sich selbst.

Gewalt trennt. Gewalt schadet. Gewalt diskriminiert die unfassbar reiche, wunder.volle Vielfalt des Lebens runter zu einem Rohstoff, dessen Wert nicht in sich selbst liegt, sondern seinem Nutzen.

Und gleichzeitig ist Gewalt ein Scheinriese. Nur eine Idee, die wir durch eine, zwei, viele andere ersetzen können. Empathie spielt für mich darin keine zentrale Rolle. Empathie ist ein Ergebnis von Interaktion, die funktioniert. Damit Empathie in Strukturen eingebettet sein kann, braucht es die Fähig- und Fertigkeiten, die es erfordert, mit ihren Auswirkungen umzugehen.

Und die werden nicht im Ansatz so umfassend gelehrt wie gewaltkulturelle Praxen. Nicht angetragen. Die werden nicht vorgelebt, die werden nicht im Tatort oder Dschungelcamp zelebriert. Aber belacht werden sie, verächtlich gemacht und in ihrer Aufrichtigkeit angezweifelt, wenn sie vorgetragen werden. So schlimm sich das immer wieder für mich anfühlt, so froh bin ich darum. Denn es bedeutet, dass es wahrgenommen wird. Dass es genug irritiert, um wenigstens eine abwehrende Reaktion zu provozieren. Oft genug ist das Gegenteil der Fall und gibt mir Hoffnung auf eine Revolution von der Peripherie. Akt für Akt.

Ich bin davon überzeugt, dass wir Menschen Kontakt zu einander, aber auch zu dem brauchen, was uns schützt, was uns nährt, was uns ausmacht. Wir brauchen das ganze komplexe Paket an Eindrücken, die uns das eigene Er_Leben ermöglicht, und den Raum, uns damit auf alle möglichen Arten zu befassen.

Vielleicht brauchen wir Normen — aber nicht für alles.

Vielleicht müssen wir sehr viele Dinge sogar diskriminieren — aber wir müssen von einander erwarten, dass wir das bewusst tun. Mit Absichten, die wir im Konsens ausgehandelt haben und als Gesellschaft vor uns selbst, aber auch dem Rest der Menschheit und dem Planeten verantwortungsvoll vertreten können.

Im Moment passiert ein Großteil der Gewalt auf dieser Welt und in unserer Gesellschaft ohne jedes Bewusstsein dafür. Unsere Möglichkeiten für Mitgefühl sind viel zu klein, um so große Dinge wie die Inklusion von autistischen und anderen marginalisierten Menschen überhaupt denken zu können. Aber unsere Möglichkeiten, uns der Komplexität des Lebens und seiner Verkörperung zu widmen, existieren. Wir können sie annehmen. Wir können sie akzeptieren. Wir können uns Schritt für Schritt darin trainieren, uns darin zurechtzufinden. Uns weiterzuentwickeln und dabei zu erlauben, Komplexität zuzulassen.

die Ausleitung

Das Leben ist kein neutraler Zustand, kein kontextloses Momentum. Es kann um vieles gehen, viele Bedeutungen haben. Für dich, für mich, für alle.

Worum es in meinem autistischen Leben nach sehr viel Gewalt für mich geht, ist das Leben. Das Leben mit anderen Menschen, mit den Pflanzen, den Tieren, dem Himmel über mir und diesem wunder.vollen Planeten unter meinen Füßen.

Ja, das schließt Kämpfe mit der Krankenkasse ein. Bescheuerte Gespräche mit ungebildeten Behandler_innen über die Legitimität meiner Bedarfe. Unfassbar brutale strukturelle Gewalt durch Jobcenter, Integrations- und Sozialamt sowie andere Behörden.

Ja, das schließt die Belastung durch meine Traumatisierung ein. Mein Leiden unter Flashbacks, meine Not unter all dem, was mir von mir selbst fremd erscheint und all die Verarbeitungsleistung, die ich noch erbringen muss. Aber auch alles andere, was (mit) mir passiert.

Ich musste mich aktiv entscheiden, ob ich nach einem Leben, in dem überwiegend auf mein Ende hingewaltet wurde, weiter leben möchte. Das meiste von dem, was ich heute tue, hat mit dieser Entscheidung zu tun.

Sie wäre sinnlos gewesen, wenn ich nicht umsetze, was ich mir vornehme. Und als ich mich für das Leben entschied, entschied ich mich dafür herauszufinden, wie es geht. Wie es wirklich geht. Wie generiere ich mir Freude? Wie Zufriedenheit? Was hindert mich daran und warum? Ist mein Leben meinetwegen von Bedeutung und einfach für sich selbst? Wenn ich nicht um meinetwillen von Bedeutung bin – warum zum Teufel werde ich immer wieder verletzt, ausgegrenzt und bestraft, weil ich bin?

Ich musste lernen, dass ich für andere Menschen von Bedeutung bin, weil wir miteinander in Funktionssystemen leben. Als Gesellschaft, als biologische Lebewesen, als Individuen. Dass ich in meinem Sein und Wirken von Bedeutung bin, auch wenn diese Bedeutung überhaupt nichts mit mir als Person, als Individuum zu tun hat.

Und, dass diese Bedeutung zu verstehen, immer wieder ein außerordentlich schmerzhaftes Moment haben kann. Auch dann, wenn man es sich so abstrakt erschließt wie ich.

Ich bin an dem Schmerz nicht gewachsen. Er macht mich nicht stärker. Er macht mich nicht aus. Aber er ist nicht mehr steigerbar. Ich weiß schon Bescheid, wenn er mir zugefügt wird. Ich bin schon da, wenn mir jemand meine Identitäten, meine Er_Lebensrealitäten absprechen muss, um die eigene zu legitimieren oder zu definieren. Habe Systeme in mir, um order in Gewaltnoise zu erkennen und so weit es geht selbstbestimmt und eigenverantwortlich handlungsfähig zu bleiben.

Ich habe erkannt, dass es keinen Sinn hat, Autismus und Trauma zu trennen, damit ich verstanden werde. Jedes Trauma trifft auf die gleichen Strukturen, wie alles andere, was uns zu dem Menschen macht, der wir sind. Jedes Trauma verstärkt, was Menschen ge.brauchen, um zu üb.er.leben.

Mein Autismus, das „vor dem Trauma" ist nicht meine „biologisch wahre Basis" — nicht mein „wahres Ich", das ich von den Folgen der Gewalt an mir abgrenzen muss. Vor allem nicht, wenn es keine Option auf ein wahrhaft gewaltfreies Leben gibt.

Ich bin ich. Und damit bin ich meistens unfassbar allein.

Was ich bisher von mir mitgeteilt habe, hat mich mit anderen Menschen verbunden. Ich bin dennoch kein Berufsmulti geworden, kein Pathologie-Papagei. Kein inspirierendes Vorbild, kein Ex-Opfer. Ich habe kein Vertrauen und weiterhin keine Worte für meine Traumata, die ihren absoluten Vernichtungsschmerz und seine Bedeutung für mich auch nur im Ansatz richtig beschreiben. Aber dieser Schmerz hat nun, nach all der Auseinandersetzung, eine Bedeutung, die über mich hinaus geht und mich mit anderen Menschen verbindet. Als Mit_Täter_innen, als Zeug_innen; als Ermöglichende und Legitimierende, die genau wie ich ein Opfer von Gewalt sind.

Die Verbindung ist da.
Sie muss nur gestärkt werden.
Mit einer Kommunikation, die nach Gemeinsamkeiten sucht.
Nach uns. Uns allen.

Miteinander.

das, was ich noch sagen will

Wenn du mich in diesem Buch erkannt und verstanden hast, dass du mir Gewalt angetan hast: Bitte entschuldige dich nicht bei mir.

Du hast keine Schuld auf dich geladen.

Du hast mir weh getan. Du hast mir Todesangst gemacht. Du hast mich von dir, von mir, von der Welt abgetrennt. Du hast mich zutiefst verwirrt. Du hast mich allein gelassen.

Weder du noch ich brauchen eine Entschuldigung. Ich brauche dich. Deine Worte für deine Gedanken, deine Gefühle, deine Not, dein Leiden. Nur so kann die Gewalt, die du mir angetan hast, wirklich transformiert werden.

Dies ist meine Einladung an dich

— Hallo.

Endnoten

1 Gadsby, H. (12. Juni 2019). *Three ideas. Three contradictions. Or not* [Videodatei]. Abgerufen von https://www.youtube.com/watch?v=87qLWFZManA&t=930s [14.01.2023]

2 Blum, C. (2016). *Wahrnehmung und Verständnis von Metaphern beim Asperger-Syndrom: eine Bild-Zuordnungsaufgabe mit begleitender Fragebogenuntersuchung* (Unveröffentlichte Dissertation), Albert-Ludwigs-Universität, Freiburg im Breisgau.

3 Gleaves, D. H. (1996). The sociocognitive model of dissiative identity disorder: A reexamination of the evidence. *Psychological Bulletin*, 120, 42–59. doi:10.1037/0033-2909.120.1.42

4 Gleaves, D. H., May, M. C., & Cardeña, E. (2001). An examination of the diagnostic validity of dissociative identity disorder. *Clinical Psychological Review*, 21, 577–608. doi:10.1016/s0272-7358(99)00073-2

5 Cassidy, S., Bradley, P., Robinson, J., Allison, C., McHugh, M., & Baron-Cohen, S. (2014). Suicidal ideation and suicide plans or attempts in adults with Asperger's syndrome attending a specialist diagnostic clinic: a clinical cohort study. *Lancet Psychiatry*, 1, 142–7. doi:10.1016/S2215-0366(14)70248-2

6 Culpin, I., Mars, B., Pearson, R. M., Golding, J., Heron, J., Bubak, I., ... Dheeraj, R. (2018). Autistic traits and suicidal thoughts, plans, and self-harm in late adolescence: population-based cohort study. *Journal of the American Academy of Child & Adolescent Psychiatry*, 57, 313–320.e6. doi:10.1016/j.jaac.2018.01.023

7 Chen, M. H., Pan, T. L., Lan, W. H., Hsu, J. W., Huang, K. L., Su, T. P., ... Ya-Mei, B. (2017). Risk of suicide attempts among adolescents and young adults with autism spectrum disorder. The *Journal of Clinical Psychiatry*, 78, e1174–e1179. doi:10.4088/JCP.16m11100

8 Segers, M., & Rawana, J. (2014). What do we know about suicidality in autism spectrum disorders? A systematic review. *Autism Research*, 7, 507–521. doi:10.1002/aur.1375

9 Hirvikoski, T., Mittendorfer-Rutz, E., Boman, M., Larsson, H., Lichtenstein, P., & Bölte, S. (2016). Premature mortality in autism spectrum disorder. *The British Journal of Psychiatry*, 208, 232–238. doi:10.1192/bjp.bp.114.160192

10 O'Brien, B. S., & Sher, L. (2013). Child sexual abuse and the pathophysiology of suicide in adolescents and adults. *International Journal of Adolescent Medicine and Health*, 25, 201–205. doi:10.1515/ijamh-2013-0053.

11 Sachs-Ericsson, N. J., Rushing, N. C., Stanley, I. H., & Sheffler, J. (2016). In my end is my beginning: developmental trajectories of adverse childhood experiences to late-life suicide. *Aging and Mental Health, 20*, 139–165. doi:10.1080/13607863.2015.1063107

12 Bahk, Y. C., Jang, S. K., Choi, K. H., & Lee, S. H. (2017). The relationship between childhood trauma and suicidal ideation: role of maltreatment and potential mediators. *Psychiatry Investigation, 14*, 37–43. doi:10.4306/pi.2017.14.1.37.

13 Kerns, C. M., Newschaffer, C. J., & Berkowitz, S. J. (2015). Traumatic childhood events and autism spectrum disorder. *Journal of Autism and Developmental Disorders, 45*, 3475–3486. doi:10.1007/s10803-015-2392-y

14 Berg, K. L., Shiu, C. S., Acharya, K., Stolbach, B. C., & Msall, M. E. (2016). Disparities in adversity among children with autism spectrum disorder: a population-based study. *Developmental Medicine & Child Neurology, 58*, 1124–1131. doi:10.1111/dmcn.13161

15 Ohlsson Gotby, V., Lichtenstein, P., Långström, N., & Pettersson, E. (2018). Childhood neurodevelopmental disorders and risk of coercive sexual victimization in childhood and adolescence: A populationbased prospective twin study. *Journal of Child Psychology and Psychiatry, 59*, 957–965. doi:10.1111/jcpp.12884

16 Sreckovic, M. A., Brunsting, N. C., & Able, H. (2014). Victimization of students with autism spectrum disorder: A review of prevalence and risk factors. *Research in Autism Spectrum Disorder, 8*, 1155–1172. doi:10.1016/j.rasd.2014.06.004

17 Mandell, D. S., Walrath, C. M., Manteuffel, B., Sgro, G., & Pinto-Martin, J. A. (2005). The prevalence and correlates of abuse among children with autism served in comprehensive community-based mental health settings. *Child Abuse & Neglect, 29*, 1359–1372. doi:10.1016/j.chiabu.2005.06.006.

18 Sommer, J. (2016). Die psychotherapeutische Versorgungsrealität komplex traumatisierter Menschen in Deutschland. Ergebnisse einer Studie der Initiative Phoenix – Bundesnetzwerk für angemessene Psychotherapie e. V. *Trauma & Gewalt, 10*, 308–319. doi:10.21706/tg-10-4-308

19 Scherr, A. (2016). Diskriminierung. Wie Unterschiede und Benachteiligungen gesellschaftlich hergestellt werden. Wiesbaden: Springer VS.

20 L. Zernechel, 2022, „Eine qualitative Untersuchung subjektiver Erfahrungen von Personen mit einer Dissoziativen Identitätsstörung im Kontext der bestehenden Kontroverse um das Störungsbild„, (Masterthesis), Hochschule Magdeburg-Stendal

21 Joiner, T. E. (2005). *Why people die by suicide*. Cambridge, MA: Harvard University Press

22 O'Connor, R. C., & Kirtley, O. J. (2018). The integrated motivational-volitional model of suicidal behaviour. *Philosophical Transactions of the Royal Society of London, 373*, 20170268. doi:10.1098/rstb.2017.0268

23 Pelton, M. K., Crawford, H., Robertson, A. E., Rodgers, J., Baron-Cohen, S., & Cassidy, S. (2020). Understanding Suicide Risk in Autistic Adults: Comparing the Interpersonal Theory of Suicide in Autistic and Non-autistic Samples, *Journal of Autism and Developmental Disorders, 50*, 3620–3636. doi:10.1007/s10803-020-04393-8

24 Raymaker, D., Teo, A. R., Steckler, N. A., Lentz, B., Scharer, M. Delos Santos, A. ... Nicolaidis, C. (2020). „Having All of Your Internal Resources Exhausted Beyond Measure and Being Left with No Clean-Up Crew": Defining Autistic Burnout. *Autism in adulthood, 2*, 132-143. doi:10.1089/aut.2019.0079

25 Golkar, A., Johansson, E., Kasahara, M., Osika, W., Perski, A., & Savic, I. (2014). The influence of work-related chronic stress on the regulation of emotion and on functional connectivity in the brain. *PloS one, 9*, e104550. doi:10.1371/journal.pone.0104550

26 Blix, E., Perski, A., Berglund, H., & Savic, I. (2013). Long-term occupational stress is associated with regional reductions in brain tissue volumes. *PloS one*, 8, e64065. doi:10.1371/journal.pone.0064065

27 Edey, R., Cook, J., Brewer, R., & Johnson, M. (2016). Interaction takes two: Typical adults exhibit mind-blindness towards those with autism spectrum disorder. *Journal of Abnormal Psychology, 125*, 879–885. doi:10.1037/abn0000199

[28] Sheppard, E., Pillai, D., Wong, T.-L., Ropar, D., & Mitchell, P. (2016). How easy is it to read the minds of people with autism spectrum disorder? *Journal of Autism and Developmental Disorders, 46*, 1247–1254. doi:10.1007/s10803-015-2662-8.

[29] Heasman, B., & Gillespie, A. (2018). Perspective-taking is two-sided: Misunderstandings between people with Asperger's syndrome and their family members. *Autism, 22*, 740–750. doi:10.1177/1362361317708287

[30] Sasson, N. J., Faso, D. J., Nugent, J., Lovell, S., Kennedy, D. P., & Grossman, R. B. (2017). Neurotypical peers are less willing to interact with those with autism based on thin slice judgments. *Scientific Reports, 7*, 40700. doi:10.1038/srep40700

[31] Heasman, B., & Gillespie, A. (2019). Participants Over-Estimate How Helpful They Are in a Two-Player Game Scenario Toward an Artificial Confederate That Discloses a Diagnosis of Autism. *Frontiers Psychology, 10*, 1349. doi:10.3389/fpsyg.2019.01349

[32] Bakken, T. L., Helverschou, S. B., Høidal, S. H., & Martinsen, H. (2016). Mental illness with intellectual disabilities and autism spectrum disorders. In C. Hemmings & N. Bouras (Hrsg.), *Psychiatric and behavioural disorders in intellectual and developmental disabilities* (S. 119–128). Cambridge, UK: Cambridge University Press..

[33] Helverschou, S. B., Bakken, T. L., & Martinsen, H. (2011). Psychiatric disorders in people with autism spectrum disorders: Phenomenology and recognition. In J. L. Matson & P. Sturmey (Hrsg.), *International handbook of autism and pervasive developmental disorders* (S. 53–74). New York, NY: Springer.

[34] Kildahl, A. N., Bakken, T. L., Holm, O. H., & Helverschou, S. B. (2017). Assessment of psychosis in ASD/ID: A case study. *Advances in Mental Health and Intellectual Disabilities*, 11, 17–23. doi:10.1108/AMHID-11-2016-0036

[35] Maddox, B. B., Crabbe, S., Beidas, R. S., Brookman-Frazee, L., Cannuscio, C. C., Miller, J. S., … Mandell, D. S. (2019). „I wouldn't know where to start": Perspectives from clinicians, agency leaders, and autistic adults on improving community mental health services for autistic adults. *Autism, 24*, 919–930. doi:10.1177/13623 61319882227

[36] Bakken, T. L., Evensen, O. O., Bjørgen, T. G., Nilsen, I. T., Bang, N., Pedersen, U., … Helverschou, S. B. (2018). Mental health services for adolescents and adults with intellectual disabilities in Norway: A descriptive study. *Advances in Mental Health and Intellectual Disabilities, 12*, 121–134, doi:10.1108/AMHID-03-2018-0012.

[37] Camm-Crosbie, L., Bradley, L., Shaw, R., Baron-Cohen, S., & Cassidy, S. (2019). „People like me don't get support": Autistic adults' experiences of support and treatment for mental health difficulties, self-injury and suicidality. *Autism, 23*, 1431–1441. doi:10.1177/1362361318 816053

[38] Whittle, E. L., Fisher, K. R., Reppermund, S., Lenroot, R., & Trollor, J. (2018). Barriers and enablers to accessing mental health services for people with intellectual disability: A scoping review. *Journal of Mental Health Research* in *Intellectual Disabilities, 11*, 69–102. doi:10.1080/19315864.2017.1408724 .

[39] Cloerkes, G. (1988). Behinderung in der Gesellschaft: Ökologische Aspekte und Integration. In U. Koch, U. Lucius-Hoene, G. & R. Stegie (Hrsg.), *Handbuch der Rehabilitationspsychologie* (S. 86–100). Berlin, Heidelberg, New York: Springer.

[40] Talcott, P. (1958). Struktur und Funktion der modernen Medizin. Eine soziologische Analyse. In R. König & M. Tönnesmann (Hrsg.), *Probleme der Medizin-Soziologie. Kölner Zeitschrift für Soziologie und Sozialpsychologie* (S. 10–57). Wiesbaden: VS Verlag. doi:10.1007/978-3-663-02851-2_2

41 Haber, L. D., & Smith, R. T. (1971). Disability and deviance: Normative adaptions of role behavior. *American Sociological Review, 36*, 87–97. doi:10.2307/2093509

42 Kildahl, A. N., Helverschou, S. B., Bakken, T. L., & Oddli, H. W. (2020). „If we do not look for it, we do not see it„: Clinicians' experiences and understanding of identifying posttraumatic stress disorder in adults with autism and intellectual disability. *Journal of Applied Research in Intellectual Disabilities, 33*, 1119–1132. doi:10.1111/jar.12734

43 Dinkler, L., Lundström, S., Gajwani, R., Lichtenstein, P., Gillberg, C., & Minnis, H. (2017). Maltreatment-associated neurodevelopmental disorders: A co-twin control analysis. *The Journal of Child Psychology and Psychiatry, 58*, 691–701. doi:10.1111/jcpp.12682

44 Gotby, V. O., Lichtenstein, P., Långström, N., & Pettersson, E. (2018). Childhood neurodevelopmental disorders and risk of coercive sexual victimization in childhood and adolescence: A population-based prospective twin study. *The Journal of Child Psychology and Psychiatry, 59*, 957–965. doi:10.1111/jcpp.12884

45 Sullivan, P. M., & Knutson, J. F. (2000). Maltreatment and disabilities: A population-based epidemiological study. *Child Abuse and Neglect, 24*, 1257–1273. doi:10.1016/S0145 -2134(00)00190-3

46 Brewin, C. R., Rumball, F., & Happé, F. (2019). Neglected causes of post-traumatic stress disorder. Patients with psychosis, other delusional states, or autism are also at risk. *The British Medical Journal, 365*, l2372. doi:10.1136/bmj.l2372

47 Kerns, C. M., Newschaffer, C. J., & Berkowitz, S. J. (2015). Traumatic childhood events and autism spectrum disorder. *Journal of Autism and Developmental Disorders, 45*, 3475–3486. doi:10.1007/s1080 3-015-2392-y

48 Peterson, J. L., Earl, R. K., Fox, E. A., Ma, R., Haidar, G., Pepper, M., ... Bernier, R. A. (2019). Trauma and autism spectrum disorder: Review, proposed treatment adaptions and future directions. *Journal of Child & Adolescent Trauma, 12*, 529–547. doi:10.1007/s40653-019-00253 -5

49 Humphrey, N., & Hebron, J. (2015). Bullying of children and adolescents with autism spectrum conditions: A „state of the field„ review. *International Journal of Inclusive Education, 19*, 845–862. doi:10.1080/13603116.2014.981602.

50 Sreckovic, M. A., Brunsting, N. C., & Able, H. (2014). Victimization of students with autism spectrum disorder: A review of prevalence and risk factors. R*esearch in Autism Spectrum Disorders, 8*, 1155–1172. doi:10.1016/j.rasd.2014.06.004.

51 McDonnell, C. G., Boan, A. D., Bradley, C. C., Seay, K. D., Charles, J. M., & Carpenter, L. A. (2019). Child maltreatment in autism spectrum disorder and intellectual disability: Results from a population-based sample. *Journal of Child Psychology and Psychiatry, 60*, 576–584. doi:10.1111/jcpp.12993.

52 Kim, J. A., Szatmari, P., Bryson, S. E., Streiner, D. L., & Wilson, F. J. (2000). The prevalence of anxiety and moodproblems among children with autism and Asperger syndrome. *Autism, 4*, 117–132. doi:10.1177/1362361300004002002

53 Haruvi-Lamdan, N., Horesh, D., & Golan, O. (2018). PTSD and autism spectrum disorder: Co-morbidity, gaps in research, and potential shared mechanisms. *Psychological Trauma: Theory, Research, Practice, and Policy, 10*, 290-299. doi:10.1037/tra0000298.

54 Hoover, D. W. (2015). The effects of psychological trauma on children with autism spectrum disorders: A research review. *Review Journal of Autism and Developmental Disorders, 2*, 287–299. doi:10.1007/s40489-015-0052-y.

55 Kerns, C. M., Newschaffer, C. J., & Berkowitz, S. J. (2015). Traumatic childhood events and autism spectrum disorder. *Journal of Autism and Developmental Disorders, 45*, 3475–3486. doi:10.1007/s10803-015-2392-y

56 American Psychiatric Association (2013). Diagnostic and statistical manual of mental disorders (5. Auflage). Arlington, VA: Author.

57 Brewin, C. R., Rumball, F., & Happé, F. (2019). Neglected causes of post-traumatic stress disorder. *British Medical Journal, 365*, l2372. doi:10.1136/bmj.l2372

58 Rosen, G. M., & Lilienfeld, S. O. (2008). Posttraumatic stress disorder: An empirical evaluation of core assumptions. *Clinical Psychology Review, 28*, 837–868. doi:10.1016/j.cpr.2007.12.002

59 Scott, M. J., & Stradling, S. G. (1994). Post-traumatic stress disorder without the trauma. *British Journal of Clinical Psychology, 33*, 71–74. doi: 10.1111/j.2044-8260.1994.tb01095.x

60 Breslau, N., & Kessler, R. C. (2001). The stressor criterion in DSM-IV posttraumatic stress disorder: An empirical investigation. *Biological Psychiatry, 50*, 699–704. doi:10.1016/s0006-3223(01)01167-2

61 Nielsen, M. B., Tangen, T., Idsoe, T., Matthiesen, S. B., & MogerØy, N. (2015). Post-traumatic stress disorder as a consequence of bullying at work and at school: A literature review and meta-analysis. *Aggression and Violent Behavior, 21*, 17–24. doi:10.1016/j.avb.2015.01.001

62 Nielsen, Morten & Tangen, Tone & Idsoe, Thormod & Matthiesen, Stig & Magerøy, Nils. (2015). Post-traumatic stress disorder as a consequence of bullying at work and at school. A literature review and meta-analysis. Aggression and Violent Behavior. 24. 10.1016/j.avb.2015.01.001.

63 Pathe, M., & Mullen, P. E. (1997). The impact of stalkers on their victims. *The British Journal of Psychiatry, 170*, 12–17. doi:10.1192/bjp.170.1.12.

64 Mehtar, M., & Mukaddes, N. M. (2011). Posttraumatic stress disorder in individuals with diagnosis of autistic spectrum disorders. *Research in Autism Spectrum Disorders, 5*, 539–546. doi:10.1016/j.rasd.2010.06.020

65 Taylor, J. L., & Gotham, K. O. (2016). Cumulative life events, traumatic experiences, and psychiatric symptomatology in transition-aged youth with autism spectrum disorder. *Journal of Neurodevelopmental Disorders, 8*, 28. doi:10.1186/s11689-016-9160-y

66 Rumball, F., Happé, F., & Grey, N. (2020). Experience of Trauma and PTSD Symptoms in Autistic Adults: Risk of PTSD Development Following DSM-5 and Non-DSM-5 Traumatic Life Events, *Autism Research, 13*, 2122–2132. doi:10.1002/aur.2306

67 Luhmann, N. (1997): *Die Gesellschaft der Gesellschaft*. Frankfurt am Main: Suhrkamp.

68 Verbindung verloren [Web Blog Eintrag]. Abgerufen von https://schreinerma111.wordpress.com/2015/03/22/verbindung-verloren/ [14.01.2023]/

69 Colvert E., Tick, B., McEwen, F., Stewart, C., Curran, S. R., Woodhouse, E, ... Bolton, P. (2015). Heritability of autism spectrum disorder in a UK population-based twin sample. *JAMA Psychiatry, 72*, 415–23. doi:10.1001/jamapsychiatry.2014.3028

70 Tick, B., Bolton, P., Happé, F., Rutter, M., & Rijsdijk, F. (2016). Heritability of autism spectrum disorders: A meta-analysis of twin studies. *Journal of Child Psychology and Psychiatry, 57*, 585–95. doi:10.1111/jcpp.12499

71 Sandin S., Lichtenstein, P., Kuja-Halkola, R., Hultman, C., Larsson, H., & Reichenberg, A. (2017). The heritability of autism spectrum disorder. *JAMA Psychiatry, 318*, 1182–1184. doi:10.1001/jama.2017.12141.

72 Wang, K., Gaitsch, H., Poon, H., Cox, N. J., & Rzhetsky, A. (2017). Classification of common human diseases derived from shared genetic and environmental determinants. *Nature Genetics, 49*, 1319–1325. doi:10.1038/ng.3931

73 Frommberger, U., Nyberg, E., Angenendt, J., Lieb, K., & Berger, M. (2015). Posttraumatische Belastungsstörungen. In M. Berger M (Hrsg), *Psychische Erkrankungen: Klinik und Therapie* (S.). München: Urban und Fischer.

74 Sima Chalavi et al, „Abnormal Hippocampal Morphology in Dissociative Identity Disorder and Post-Traumatic Stress Disorder Correlates with Childhood Trauma and Dissociative Symptoms", *Human Brain Mapping 36*:1692–1704 (2015)

75 Reinders, A. A. T. S.; Chalavi, S.; Schlumpf, Y. R.; Vissia, E. M.; Nijenhuis, E. R. S.; Jancke, ... Ecker, C. (2018). Neurodevelopmental origins of abnormal cortical morphology in dissociative identity disorder. *Acta Psychiatrica Scandinavica, 137*, 157–170. doi:10.1111/acps.12839

76 Daniels, J. K., Frewen, P., Theberge, J., & Lanius, R. A. (2016). Structural brain aberrations associated with the dissociative subtype of post-traumatic stress disorder. *Acta Psychiatrica Scandinavica, 133*, 232–240. doi:10.1111/acps.12464

77 Reinders, A. A. T. S., Nijenhuis, E. R. S., Quak, J., Korf, J., Haaksma, J., Paans, A. M. J. ...den Boer, J. A. (2006). Psychobiological Characteristics of Dissociative Identity Disorder: A Symptom Provocation Study. *Biological Psychiatry, 60*, 730–740. doi:10.1016/j.biopsych.2005.12.019

78 Reinders, A. A. T. S., Nijenhuis, E. R. S., Paans, A. M. J., Korf, J., Willemsen, A. T. M., & den Boer, J. A. (2003). One brain, two selves. *NeuroImage, 20*, 2119–2125. doi:10.1016/j.neuroimage.2003.08.021

79 Weniger, G., Lange, C., Sachsse, U., & Irle, E. (2008). Amygdala and hippocampal volumes and cognition in adult survivors of childhood abuse with dissociative disorders. *Acta Psychiatrica Scandinavica, 118*, 281–290. doi:10.1111/j.1600-0447.2008.01246.x

80 Vermetten, E., Schmahl, C., Sanneke, L., Loewenstein, R. J., & Bremner, J. D. (2006). Hippocampal and Amygdalar Volumes in Dissociative Identity Disorder. *The American Journal of Psychiatry, 163*, 630–636. doi:10.1176/ajp.2006.163.4.630

81 Buchheim, A., Viviani, R., Kessler, H., Kächele, H., Cierpka, M., Roth, G. ... Taubner, S. (2012). Neuronale Veränderungen bei chronisch-depressiven Patienten während psychoanalytischer Psychotherapie. Funktionelle-Magnetresonanztomographie-Studie mit einem Bindungsparadigma. *Psychotherapeut, 57*, 219–229. doi:10.1007/s00278-012-0909-9

82 Buchheim, A., Viviani, R., Kessler, H., Kächele, H., Cierpka, M., Roth, G. ... Taubner, S. (2012). Changes in Prefrontal-limbic Function in Major depression after 15 Months of longterm Psychotherapy. *PLoS one, 7*, e33745. doi:10.1371/journal.pone.0033745

83 Kessler, H., Taubner, S., Buchheim, A., Münte, T. F., Stasch, M., Kächele, H. ...Wiswede, D. (2011). Individualized and clinically derived stimuli activate limbic structures in depression: An fMri study. *PloS one, 6*, e15712. doi:10.1371/journal.pone.0015712

84 Schauer, M., Elbert, T., Gotthardt, S., Rockstroh, B., Odenwald, M., & Neuner, F. (2006). Wiedererfahrung durch Psychotherapie modifiziert Geist und Gehirn. *Verhaltenstherapie, 16*, 96 –103. doi:10.1159/000093195

85 Gotby, V., Lichtenstein, P., Långström, N., & Pettersson, E. (2018). Childhood neurodevelopmental disorders and risk of coercive sexual victimization in childhood and adolescence: A population-based prospective twin study. *Journal of Child Psychology and Psychiatry, 59*, 957–965. doi:10.1111/jcpp.12884.

86 Roberts, A., Koenen, K., Lyall, K., Robinson, E., & Weisskopf, M. (2015). Association of autistic traits in adulthood with childhood abuse, interpersonal victimization, and posttraumatic stress. *Child abuse & neglect, 45*, 135–142. doi:10.1016/j.chiabu.2015.04.010

87 Bryden, J. (2021). Autistic and pseudo-autistic traits in ongoing complex trauma. *BJPsych Open, 7*, 241–S241. doi:10.1192/bjo.2021.644.

88 Imai, J., Sasayama, D., Kuge, R., Honda, H., & Washizuka, S. (2021). Hyperactive/impulsive symptoms and autistic trait in institutionalized children with maltreatment experience. *New Directions for Child and Adolescent Development, 179*, 29–39. doi:10.1002/cad.20445..

89 Radtke, M. & Humpolicek, P. (2015). Autistic traits in patients with chronic depression. Conference Paper. 5. CBASP Networkmeeting. Berlin.

90 Domes, G., Spenthof, I., Radtke, M., Isaksson, A. Normann, C. & Heinrichs, M. (2016). Autistic traits and empathy in chronic vs. episodic depression. *Journal of Affective Disorders, 195*, 144–147, doi:10.1016/j.jad.2016.02.006.

91 Kalayci, B., Nalbant, K., & Akdemir, D. (2021). Autistic Traits and Social Responsiveness: The Relationship Between Autistic Traits and Comorbid Psychiatric Symptoms in Adolescents With Anorexia Nervosa. *Archives of Neuropsychiatry, 58*, 283–288. doi:10.29399/npa.27175..

92 Araújo, A. I., Pereira, A. T., Coelho, C., Sousa, M., Duarte, F., Santos, G., ... Macedo, A.. (2020). Autistic traits in obsessive compulsive disorder. *European Psychiatry, 63*, S45–S282.

93 Dardani, C., Schalbroeck, R., Jones, H., Strelchuk, D., Hammerton, G., Croft, ... Dheeraj, R. (2021). Childhood trauma as a mediator of the association between autistic traits and psychotic experiences: evidence from the ALSPAC birth cohort. *PsyArXiv Preprint*. doi:10.31234/osf.io/ed8m5..

94 Lischke, A., Freyberger, H., Grabe, H., Mau-Moeller, A., & Pahnke, R. (2021). Alexithymic But Not Autistic Traits Impair Prosocial Behavior. *Journal of Autism and Developmental Disorders, 52*, 2794–2800. doi:10.1007/s10803-021-05154-x.

95 Berthoz, S., & Hill, E. L. (2005). The validity of using self-reports to assess emotion regulation abilities in adults with autism spectrum disorder. *European Psychiatry, 20*, 291-298. doi:10.1016/j.eurpsy.2004.06.013.

96 Hill, E., Berthoz, S., & Frith, U. (2004). Brief report: cognitive processing of own emotions in individuals with autistic spectrum disorder and in their relatives. *Journal of Autism and Development Disorder, 34*, 229– 235. doi:10.1023/b:jadd.0000022613.41399.14..

97 Heaton, P., Reichenbacher, L., Sauter, D., Allen, R., Scott, S. K. & Hill, E. L. (2012). Measuring the effects of alexithymia on perception of emotional vocalizations in autistic spectrum disorder and typical development. *Psychological medicine, 42*, 1-7. doi:10.1017/S0033291712000621.

98 Cook, R., Brewer, R., Shah, P., & Bird, G. (2013). Alexithymia, Not Autism, Predicts Poor Recognition of Emotional Facial Expressions. *Psychological Science, 24*, 723–732. doi:10.1177/0956797612463582

99 Bird, G., Cook, R. (2013). Mixed emotions: the contribution of alexithymia to the emotional symptoms of autism. *Translational Psychiatry, 23*, e285. doi:10.1038/tp.2013.61..

100 Alan H. Gerber, Jeffrey M. Girard, Stacey B. Scott, Matthew D. Lerner, „Alexithymia – Not autism – is associated with frequency of social interactions in adults", *Behaviour Research and Therapy, Volume 123*, 2019,103477, ISSN 0005-7967, https://doi.org/10.1016/j.brat.2019.103477.

101 Constantino, J., & Todd, R. (2003). Autistic Traits in the General Population. *Archives of general psychiatry, 60*, 524-530. doi:10.1001/archpsyc.60.5.524..

102 Rosenblatt, H. C., & W., Reneé (21. Februar 2022). *Spinn ich oder bin ich ein Opfer? Wege aus dem Zweifelkreisel* [Podcast]. Abgerufen von: https://vielesein.de/viele-sein-episode-62 [14.01.2023]

103 irb/AFP (21. März 2013). Missbrauch der Mutter kann Autismus Risiko ihrer Kinder erhöhen. *Spiegel Online.* Abgerufen von: https://www.spiegel.de/gesundheit/schwangerschaft/missbrauch-der-mutter-erhoeht-risiko-fuer-autismus-bei-kindern-a-890030.html [14.01.2023]

104 Roberts, A. L., Lyall, K., Rich-Edwards, J. W., Ascherio, A., & Weisskopf, M. G. (2013). Association of Maternal Exposure to Childhood Abuse With Elevated Risk for Autism in Offspring. *JAMA Psychiatry, 70*, 508–515. doi:10.1001/jamapsychiatry.2013.447

105 Milton, Damian (2012) On the ontological status of autism: the 'double empathy problem'. *Disability & Society, 27* (6). pp. 883-887. ISSN 0968-7599

mehr von H. C. Rosenblatt

H. C. Rosenblatt

aufgeschrieben

„... Es erklärt uns nichts am Anfang, es schmeißt uns wirklich rein. (...) Dann gibt es das Gespräch mit den Eltern, das aber nicht so ein Vorwurf ist ... sondern das in so ner ganz komplexen Form versucht zu verstehen: Was ist eigentlich passiert? Was sind die Folgen davon? – Es gibt hier keinen Trauma-kitsch und das ist wirklich einzigartig an dem Buch."

— **Mithu M. Sanyal über „aufgeschrieben"**

EIN BLOG VON VIELEN

Tagebuch,
Debattenbeitrag,
Freiheitspraxis

einblogvonvielen.org

Der erste deutschsprachige Podcast zum Leben mit DIS.

Von Betroffenen für Betroffene und alle, die sich davon angesprochen fühlen.

auf der Community-Plattform vielesein.de

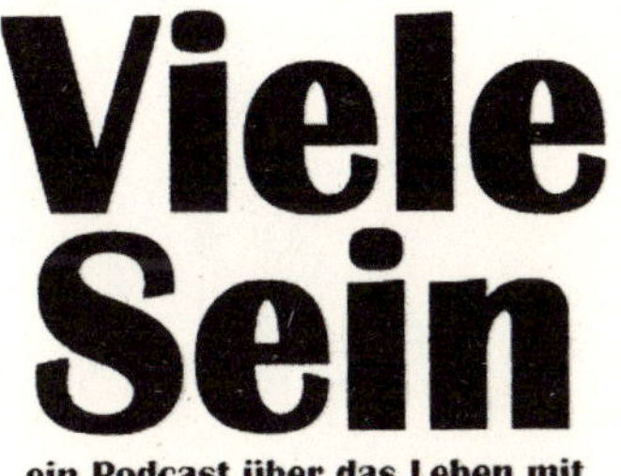

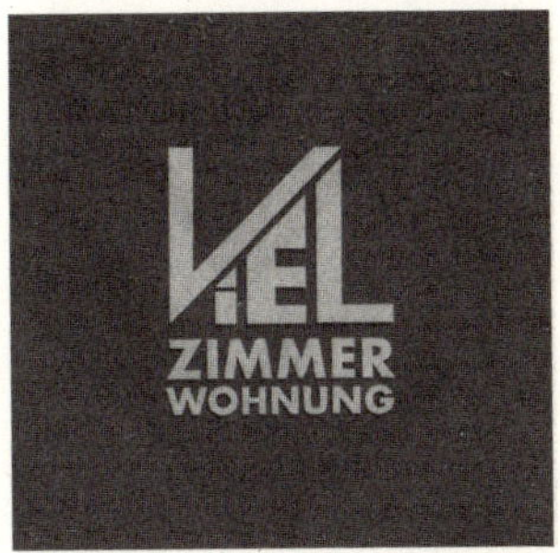

Eine trifft Viele und was dann passiert ist wunderbar!
Christiane Attig und H. C. Rosenblatt über das Leben und die Wissenschaft zu, über, mit dissoziativer Identitätsstruktur.

https://vielzimmerwohnung.podigee.io/

Viele Leben“ ist eine Interviewreihe mit Menschen, die sich als Viele erleben.
Es geht um Lebensentwürfe, -ziele und Projekte, aber auch um besondere Situationen, in denen sich die Protagonist*innen befinden.

https://vielesein.de/viele-leben

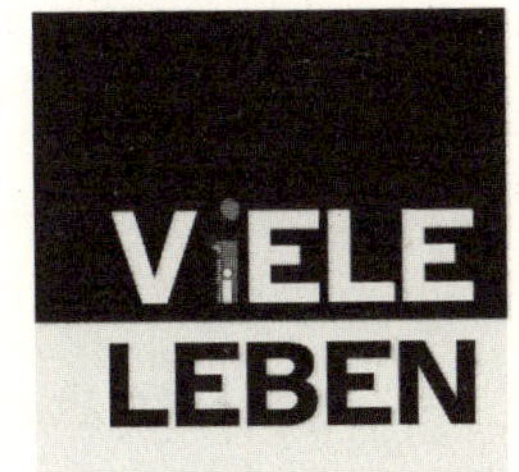

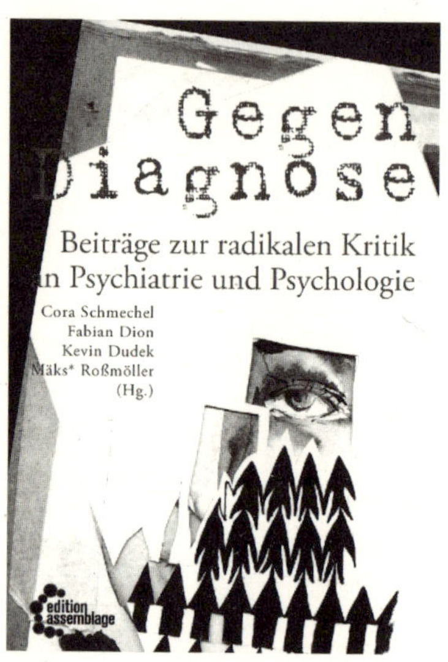

Beiträge zur radikalen Kritik an Psychologie und Psychiatrie

Von wissenschaftlicher abstrakter Theoriearbeit und Analyse über autoethnografische Zugänge bis hin zu sehr persönlichen Erfahrungsberichten und Prosa, von der Betroffenen- über die Angehörigen-Perspektive bis hin zu der Perspektive der ‚Professionellen' sind vertreten. Dieses Nebeneinander der Perspektiven ist als Kritik an der vorherrschenden Definitionsgewalt der Psy-Disziplinen und ihrer Institutionen zu verstehen. Die Beiträge analysieren Mechanismen und Auswirkungen des neoliberalen psychologischen_psychiatrischen Gesundheitssystems und fragen nach Widerstandsmöglichkeiten auf unterschiedlichen Ebenen.

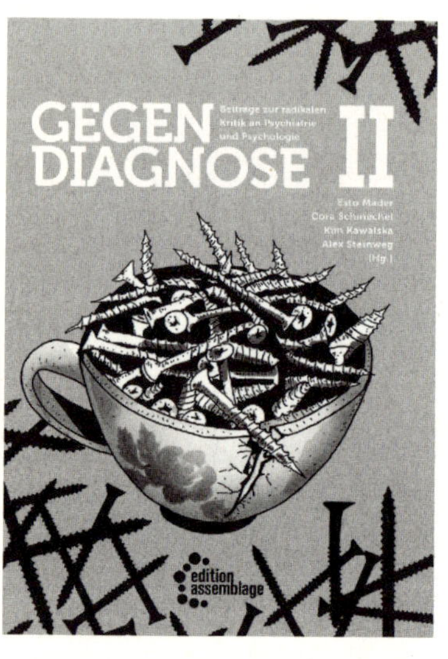

Auch als E-Book erhältlich!

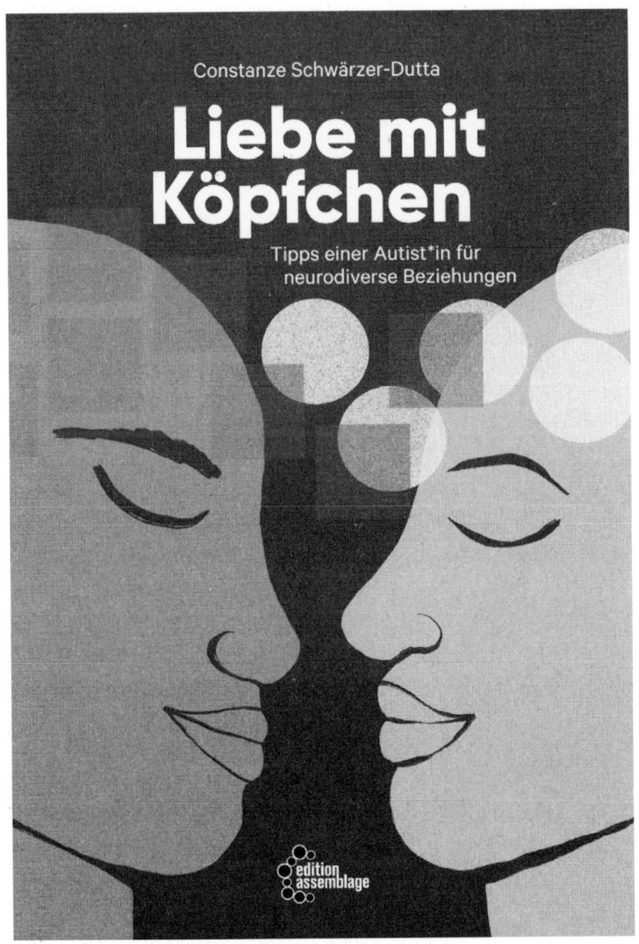

Als Autistin und erste zertifizierte Paarberaterin für neurodiverse Paare in Deutschland zeigt die Constanze Schwärzer-Dutta auf, wie glückliche Beziehungen zwischen autistischen und nichtautistischen Partner*innen funktionieren können und welche Tipps und Tricks beim Umgang mit typischen Konflikten helfen.